感冒的妙用

感冒圣经，应对感冒、调整身体偏向性疲劳的奇方

问世半个世纪以来一直长销不衰

野口晴哉〔日〕 著

张宏 译

求真出版社

图书在版编目（CIP）数据

感冒的妙用／（日）野口晴哉著；张宏译. —北京：求真出版社，2013.3
ISBN 978 - 7 - 80258 - 188 - 3

Ⅰ.①感…　Ⅱ.①野…②张…　Ⅲ.感冒（伤风）—防治　Ⅳ.①R511.6

中国版本图书馆 CIP 数据核字（2013）第 011294 号

KAZE NO KÔYÔ

Text by Haruchika NOGUCHI

Copyright © 2003 by Haruchika NOGUCHI

First published in 2003 in Japan by CHIKUMASHOBO LTD.

Simplified Chinese translation rights arranged with CHIKUMASHOBO LTD.

Through Japan Foreign – Rights Centre/Bardon – Chinese Media Agency

著作权合同登记号 图字：01 - 2010 - 8219 号

感冒的妙用

著　　者：（日）野口晴哉
译　　者：张　宏
出版发行：求真出版社
社　　址：北京市西城区太平街甲 6 号
邮政编码：100050
印　　刷：北京汇林印务有限公司
经　　销：新华书店
开　　本：680×960　1/16
字　　数：74 千字
印　　张：9.75
版　　次：2013 年 3 月第 1 版　2013 年 3 月第 1 次印刷
书　　号：ISBN 978 - 7 - 80258 - 188 - 3/R·68
定　　价：17.00 元

编辑热线：(010) 83190019　83190238
销售热线：(010) 83190289　83190292　83190297

自 序

感冒无处不在，人尽皆知。无论春夏秋冬，无论东西南北，总有感冒发生。当然，也有人很少感冒——一些人是因为身体健康、生活方式得宜；另一些人则是因为身体变得异常迟钝。身体迟钝的人容易罹患癌症、脑溢血以及其他心脑血管疾病。有些人平时极少生病，对自己的健康信心十足，却往往被突如其来的疾病"击倒"，他们的共同特点就是平时不容易感冒。有学者认为，感冒细菌有助于治疗癌症，这种说法不无道理。

观察足底体重分布①就可以发现，不少人感冒前足底体重分布会严重失衡，而发病期结束后，失衡状况则会得到明显改善。长期跟踪自己足底体重分布的人无不深有同感：

---

① 足底体重分布：指人在立姿下左右足底六处（拇趾及其他四指根部、足跟）分别承受的身体重量的状况。受测者站在专用的体重分布计上，做双臂上举，身体前屈、侧弯、扭转、单足站立等一组规定的动作，即可测量左右足底六处承受体重的变化，从而了解身体无意识的偏向性运动。

感冒真不愧是一种自然的整体法呀！确实，感冒可以纠正身体的偏向性运动，调整潜在的偏向性疲劳。

过分干预感冒病程的人，发病期结束后，足底体重分布的失衡状态可能反而加剧，身体也仍然感到沉重和疲乏；而以自然的方式度过感冒发病期的人，发病期结束后，脸上的气色则会显得格外清新，犹如蛇经历了一场"蜕皮"一般。不要过分迷信"感冒是百病之源"的说法，感冒正是一个纠正身体偏向性运动的过程，应以自然的方式度过发病期。感冒之后，积极协助调整身体的偏向性疲劳，改善生活习惯，静候发病期结束，这才是正确应对感冒的方法。感冒是对身体进行的"大扫除"，是维护健康的安全阀。我出版本书的初衷也正是希望读者诸君都能善用感冒良机，及时纠正身体的偏向性运动，从而实现人人都拥有健康的目标！

1962 年 7 月

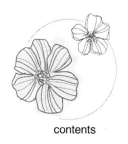

目 录

contents

第六章 **感冒中的热疗法** ╱ **131**

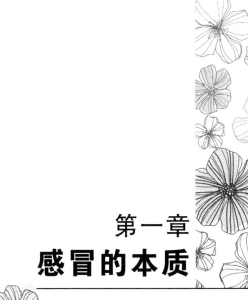

第一章
感冒的本质

感冒的挑战

我想谈谈人们的常患病——感冒，告诉大家如何度过感冒发病期。

根据我的经验，在各种各样的疾病当中，最难对付的恐怕就是感冒了。过去，我曾把感冒当成疾病来治。可是感冒病程扑朔迷离，让人很难看清它的"真面目"。肺炎发病期一般为 14 天，只要努力撑过这段时间，即可获得痊愈。阑尾炎也有阑尾炎的调理方法，按压第二腰椎即可止疼，按压大腿内侧淋巴则可促进排便，同时注意在排便之前多吃一点儿东西，充分发挥胃的功能，就可大致无虞。这些疾病都有一定的模式，可以预测病程怎样，发病期多少天，调理起来也十分简单，并没有什么让人觉得特别棘手的地方。相比之下，感冒就太让人难以捉摸了，有时发病期翻然结束，有时稍有疏忽即引发其他疾病。于是，我开始研究体质与感冒类型的关系，以及各种感冒的病程及身体发生的相应变化。我发现，感冒因体质而各有不同，而且感冒正是纠正身体偏向性运动的良机，于是我努力在整体实践中加以应用。可是，说易行难，有时还没来得及调理身体的偏向性运动，感冒已经消失得无影无踪；有时稍不留神，感冒就发展成其他疾病，而且久拖不愈。

事实上，没有比感冒更令人感到棘手的毛病了。即使用整体操法①进行调理，感冒也是最难对付的。即便是现在，每当调理感冒之时，我也需仔细观察、确认患者的体质，详细了解他过去的感冒经历、相关症状，然后才能大致确定他的感冒调理方式。如果调理达到预期效果，则表明对他的体质已是初窥门径；如果效果差强人意，则表明尚需进一步研究。

----

① 整体操法：指整体指导老师用于调整患者身体的偏向性疲劳、使之恢复弹性的方法。

感冒的确可以调整身体的偏向性疲劳，使身体恢复平衡。当然，也不能因此而等闲视之，否则感冒症状可能恶化。只要对患者的体质有了充分了解，就可大致预测他的感冒病程、遗留症状，以及如何调理身体相关部位度过感冒发病期等。其实，我也是最近十多年才悟出这些道理的。在此之前，感冒对我来说实在是一大难题。

事实上，直到现在，感冒对我来说仍然是个不小的挑战。对于自己熟悉的患者，调理起来自然驾轻就熟，毫无悬念。然而，对患者的体质并不太了解时，就依然是战战兢兢、如履薄冰的感觉了。感冒调理起来如此之难，在世人眼里却被简单地归结为"小病"一桩。我只能说，他们太不懂得爱惜自己的身体了。研究表明，孕妇在妊娠初期感冒容易导致胎儿畸形。幸运的是，如今人们已经开始重新认识感冒。我相信，当人们更加关注身体的细微变化、对感冒之类的"小病"也更加敏感时，就不会再过分干预感冒病程，从而自觉放弃那些以损害健康为代价的感冒疗法了吧。

身体的迟钝

健康的身体富有弹性，伸缩自如。不过，当身体某些部位使用过度时，就会产生偏向性疲劳，也可以说偏向性疲劳是由身体的偏向性运动引起的。发生偏向性疲劳的部位摸起来十分僵硬，肌肉伸缩的幅度也会变小，但是本人却往往并不察觉。肌肉的弹性反映了人体的衰老程度，在一个人由衰老至生命终结的过程中，身体就会逐渐失去弹性，并最终完全僵化，绝大多数人的生命轨迹都遵循这一规律。事实上，并不存在所谓的"猝死"，身体都会在事先发出征兆的。

在进行活元运动的诱导练习中，有的人背部就显得非常僵硬。提醒他放松，肌肉却变得更加紧张。对他来说，也许肌肉的紧张与松弛已没有什么区别。越是想放松，肌肉却变得愈加紧张，这表明身心都已变得太过迟钝。身体迟钝，就难以觉察体内的病痛和异常。平时身强体壮的人却被突如其来的病魔夺去性命，这种突发性的死亡被称为猝死。其实，在猝死发生之前，身体已经变得相当僵硬迟钝、处于十分危险的边缘了，而本人却对体内的隐患浑然不觉。冰冻三尺非一日之寒，突如其来的意外都有着由来已久的原因。从身体是否缺乏弹性的角度来看，脑出血和癌症也都并非出于偶然。无论是癌症、白血病，还是肝病、脑出血，它们都有着共同的特点，即病情在本人毫不觉察的情况下不断加重，等到有了明显的感觉，已经为时已晚。究其根源，都是因为身体变得迟钝的缘故。

幸运的是，感冒可在一定程度上帮助身体恢复弹性。高血压患者在感冒发病期结束后血压会下降，血管也变得更加柔软。血管原本是有弹性的，失去弹性就会变得僵硬，容易破裂。即使患有高血压，只要血管还富有弹性，大多可保无虞；一旦血管丧失弹性，则容易出现破裂。因此，高血压固然可怕，但更可怕的还是血管的硬化，或是血管的弹性问题。保持良好的生活方式，维持血管、身体还有包括内心的弹性，自然可避免猝死发生，而感冒则可有效缓解身体的僵硬状况。

在日常生活中，身体的某些部位可能会因使用过度（偏向性运动）而出现偏向性疲劳，失去弹性，从而引发感冒。而在感冒发病期结束之后，身体的偏向性疲劳得到缓解，身体就会恢复弹性。所以在我看来，感冒并不是疾病，而是身体的一种自然调理过程。如果在感冒初起阶段，就性急地强行中断感冒病程，那么身体的偏向性疲劳就很难得到调整，并且留下病根，以至感冒反复发作。感冒的根本原因在于身体的偏向性运动，它会使身体某些部位承受着比其他部位更大的负担，也即产生偏向性疲劳，而感冒正是调整这种偏向性疲劳的自然手段。经常感冒表明身体尚且保持着正常的调节功能，与感冒无缘就意味着只能"坐以待毙"了。大多数癌症患者和脑出血患者都极少感冒，而长寿的人则经常感冒，天气刚刚变冷，就开始流鼻涕，即他们都属于小病不断、大病没有的人。流鼻涕表明身体具有抵御有害病菌的能力，是身体敏感的表现。

既然人体可以借助感冒来恢复弹性，那么为什么有些人的身体还是非常僵硬呢？实际上，这些人要么往往强行中断感冒病程，要么对感冒"严防死守"，要么根本就不感冒。例如，有的人习惯用冷水浴的方法来锻炼身体，预防感冒。这种方法无异于使身体像脸部一样暴露于寒冷空气中，和专门背人过河的苦力有什么区别呢？很多脑出血患者就有冷水浴的习惯，以至身体、内心也大多变得迟钝和僵硬。其实，能够感觉到肩颈僵硬时，说明身体还没有什么大碍，就怕感觉不到时突然病倒。如果能够不时感冒并善加利用，那么不仅可以降低血压，缓解身体的僵硬，而且还能预防其他严重疾病。

经常感冒可以防止脑出血。大家不妨仔细回忆一下身边那些脑出血患者的情况，他们是否从某一个时期开始，就突然不再感冒了呢，一定会有这样的情形。刚开始进行活元运动诱导练习的人，会变得容易感冒，慢慢地感冒的次数就会逐渐减少。经常感冒时，会发现身体各个部位的偏向性运动得到纠正，原先僵硬的肌肉也重新恢复弹性。仔细观察、感受还会发现，这次感冒后某个部位的肌肉紧张得到缓解，下次另一个部位的肌肉恢复了弹性，甚至还可以预测感冒发病期还有多久结束等等，凡此种种，都可做到了然于心。

有此领悟，就可进一步发现，每个人偏向性运动、偏向性疲劳部位不同，因而感冒之后调理的部位也就有区别。因此，只有完全了解患者的体质特点，才能实施相应的整体操法。也许，更确切地说，如何度过感冒发病期，使感冒痊愈后身体焕然一新才是更难的吧。感冒之后忙着退烧止咳、强行中断感冒病程的人，感冒痊愈之后身体的僵硬状态依然得不到缓解。越积极治疗感冒，身体就会变得越迟钝。

我主要通过恢复身体整体平衡的方式来调理感冒，因此特别反对以损害身体为代价来治疗疾病的做法。例如，对手指坏疽症，人们一般用切除手指的方法来治疗。病是治好了，但切掉的手指却永远回不去了，身体留下了残疾。所以，这种方法并不能真正称作"治疗"，它是假治疗之名行伤害之实。此外，摘除子宫和卵巢的做法也是同样。只有不伤害身体、不使身体变得迟钝、功能发生萎缩，同时保持身体结构完整的治疗，才能称得上是真正意义的治疗。

最近，摘除内脏器官的患者越来越多，虽然目前还没有摘除心脏的人，但是摘除肾脏、子宫和卵巢的人就屡见不鲜了。我向来主张通过发挥身体的内在力量保有健康，但是，对于那些已经失去某种器官的患者，即使我有心为他们进行调理，也很难取得令人满意的效果。所以在进行调理之前，我都会询问每一位患者是否切除过内脏。其中，有人居然回答我"因为害怕得胃癌，所以把胃切除了"。看来，他以为没有胃就永远不会得胃癌……如此说来，还不如干脆把脑袋一起割掉，做到"一劳永逸"。

总之，应尽量保持身体结构的完整，并不时感冒，自然度过发病期，这比任何治疗都更有意义。学会与感冒共生，及时调整日益麻痹迟钝的身体，自可预防脑出血和各种癌症，拥有真正的健康。

偏向性疲劳导致感冒

　　用脑过度、大脑疲劳会引发感冒，消化系统负担过重会引发感冒，肾脏过度疲劳也会引发感冒。总之，当身体某些部位因偏向性运动而过度疲劳时，都会引发感冒。长期过量饮酒导致肝脏肿大的人，容易患消化系统的感冒；平时营养过剩导致肾脏肿大的人，容易患泌尿系统的感冒；平时劳心烦神的人，容易患神经系统的感冒。感冒类型因每个人的身体状况而异，感冒发病期间，身体偏向性疲劳的部位会逐渐恢复弹性，发病期结束后，身体就会重新变得结实而富有弹性。

　　因此，感冒无需治疗，而应以自然的方式，即通过调理相应的偏向性疲劳部位，顺利度过发病期。不过，这也需充分了解一个人的体质，才能取得令人满意的效果。我也正是以此为切入点，发现了体癖①现象。不过，感冒真的

---

　　① 体癖：指人们在无意识运动中表现出来的偏向性习性，分为一、二类上下型，三、四类左右型，五、六类前后型，七、八类扭转型，九、十类开闭型，以及十一、十二类敏钝型等十二种类型。

很难对付。大部分人感冒后，不是反思并纠正自己的偏向性运动，而是强行中断感冒病程，结果感冒反复发生，身体也总是无法恢复弹性。感冒和腹泻对维持身体的健康固然重要，但更重要的是保持身体的敏感性，不时来一点儿感冒和腹泻，并以自然的方式度过发病期，这样，身体自然能够保有健康，充满活力。反之，如果总是强行中断感冒或腹泻病程，身体的某些部位就会一直处于僵硬状态，整个身体也会缺乏弹性。实际上，如果能在发病之前用愉气法进行调理，则发病期的情形又会大不一样。

由此可见，身体越敏感的人就越容易感冒，经常感冒的人身体反而更健康。我本人就经常感冒，不过，发病期一般40分钟至2小时就结束了。打上20多个喷嚏，感冒就彻底痊愈了。感冒之后，每打一次喷嚏，身体就相应地得到松弛。时间长了，自然就能体会到感冒为身体带来的种种细微变化。此外，根据打喷嚏之后身体松弛的部位，还可以辨别感冒的起因是饮酒过度、饱食，或是用脑过度等。所以，每打一次喷嚏，就应该反思一下自己的生活方式究竟有哪些地方需要改善。

胸椎行气法

说到对付感冒，我的方法十分简单，就是使用胸椎行气法，即在自然吸气的同时有意识地将气聚于胸椎，然后屏气，再自然呼气，宛如以胸椎进行呼吸。胸椎行气后会伸展，然后再自然向前挺，最后背部微微出汗，这一过程大概持续二三分钟。身体出汗后，可以左右扭转脊椎，调理感冒便告结束。胸椎行气时，会发现有的部位难以行气，这就是偏向性疲劳的部位所在，可重点在此练习。如果仍然感到难以行气，则可以请别人为自己进行愉气。我自己一般进行活元运动的诱导练习就可以了。

这就是我的感冒调理法，一般练习胸椎行气法后发病期就结束了。也许别的人有各种各样的感冒疗法，可我还是坚持我自己的胸椎行气法。它还是我的养生法，是我心灵的力量所在。40 年来，我一直用它调理身体，腹泻时在腰椎行气，感冒时在胸椎行气，就这么简单。

胸椎行气法的原理与合掌行气法相同，只是部位不同而已。无论跪坐卧立，还是在写字、做其他事情时，都可以练习。甚至在为患者进行整体调理时，我也在练习，无需特意安排时间。

说到养生法，每天能够花几十分钟甚至几个小时进行健身的人固然令人歆羡，不过，没有闲暇的人也同样需要锻炼。胸椎行气法简便易行，熟练之后，每天只需练习一二次即可。背部微微出汗，就是行气成功的表现。现在，我的背部已经出汗了。大家可根据出汗的部位判断偏向性疲劳的所在，调理自己的感冒一点儿也不麻烦。

练习胸椎行气法时，背部出汗的部位总是相对固定的。每个人都有自己的偏向性运动习性，因而偏向性疲劳的部位也相对固定。因此，调理感冒的关键就在于了解一个人的身体运动习性，或者更准确地说是身体的偏向性运动，及其导致的偏向性疲劳部位，也就是彻底了解其体癖。这样，调理感冒自会有的放矢，得心应手。找准了偏向性疲劳部位，只要稍加调理，感冒发病期即可结束，真正做到"手到病除"。切不可拘泥古板，一一穷究调理感冒的部位在哪儿、感冒有哪些治疗方法、如何使用愉气法等。能调理感冒，其他疾病自然不在话下。甚至可以说，对付得了感冒，疑难杂症又有什么可怕的呢。癌症很棘手，可与调理感冒相比，还真是小巫见大巫，感冒甚至可以击退癌症。研究表明，将感冒细菌植入癌细胞之后，癌细胞会慢慢消失。可见，感冒还有抗癌的功效。感冒不仅可抗癌和防止血管硬化，它还是延缓衰老、预防身体变得迟钝的"特效药"呀。

那么，调理感冒的部位究竟在哪里呢？从整体的角度来说，就是那些潜在的偏向性疲劳部位、丧失了弹性的部位，只要这些部位得到调理，感冒发病期就会翩然结束，或者说身体也就无需通过感冒这种方式进行自我调整了。因此，预防感冒的关键在于及时调理身体的偏向性疲劳部位，让感冒无机可乘。至于调理哪些部位，这就要因人而异了。找准了调理部位，效果立竿见影；反之，则会事倍功半，这也是感冒的整体操法解释起来颇费周章的原因。但是，只要抓住一点，就十拿九稳了，那就是找准日常生活中最容易疲劳的部位、使用过度的部位、用手掌按住时有感应的部位，然后对着愉气就可以了。简而言之，感冒的整体操法就是对偏向性疲劳的部位进行愉气。

偏向性疲劳的部位有进行愉气的需求。感冒正是身体要求恢复弹性的表现，而迟钝的身体是不会感冒的。满足身体恢复弹性的要求，感冒自会翩然而去。愉气后，感冒发病期通常会在一夜之间结束。如果二三天之后才结束，则说明身体已经变得相当迟钝。感冒了，发病期最好当天就结束，或者及时感冒，这是最好不过的。不过，有些人的发病期甚至持续三四天，无疑，身体的迟钝程度已经相当严重。当然，这也比完全不感冒强。

至于身体哪些部位容易产生偏向性疲劳，这就得仔细观察每个人的身体运动习性了。这的确不是件容易的事，幸亏我们可以借助体重分布计，了解每个人在立姿下做各种动作时的足底体重分布状况，从而分析身体的运动习性，确定不同的体癖类型。由于体癖的分类相对简单，因此，我们可以根据体癖的类型，找到潜在的偏向性疲劳部位，即练习胸椎行气法时难以行气的部位，然后再有重点地进行调理，感冒发病期即可结束。

前屈型体癖的人的感冒

有的人身体习惯性地向前屈。当人们感到疲劳时，身体就会不由自主地向前屈，看起来无精打采的。例如，以前客栈掌柜出于职业习惯，身体总是习惯性地向前屈，一副谦卑的样子。因此，身体前屈的人看起来要么一副满腹心事的样子，要么就像是背了一身的债，给人一种负面形象。一个人疲劳时身体前屈，这还算事出有因。可有些人平时也总是前屈的姿势，以至抬头时下颌先向上扬。结果，跟别人打招呼，不是点头，而成了抬头扬下巴，给人倨傲无礼的感觉，与他们平时谦卑自抑的形象大不相符。当然，这并不是他们有意为之，而是身体的运动习性使然。

身体前屈的人感冒后，按压第五胸椎并进行愉气，则该部位会出汗。当然，这不是冷汗，而是调节体温后出的汗。人们低头时，第七颈椎最为突出，由下数第五节椎骨就是第五胸椎，即两侧肩胛骨之间最窄处的正下方。身体前屈的人，按压其胸椎就会发现，只有第五胸椎向外突出，而且，按压其上下方胸椎就可发现，第五胸椎的活动性非常差。因此，即便不了解一个人平时的身体运动习性，只要按压他的第五胸椎，就可断定他是否具有前屈倾向。身体前屈的人，第五胸椎活动性差，而且向外突出。

身体前屈的人感冒时，症状首先出现在喉部和鼻腔之间，特别是鼻腔最先感到不适。具体来说，身体前屈的根

源在第一腰椎。人们身体后仰时，第一腰椎的活动幅度最
大。当第一腰椎活动性变差、脊椎结构变弱时，身体便会
习惯性地向前屈。身体习惯性前屈的人第五胸椎总是处于
僵硬状态，一旦感冒，症状便首先出现在鼻腔上。正确地
说，感冒症状首先出现在喉部和鼻腔之间的部位，然后分
别上行、下行到鼻腔和喉部。当然，第一腰椎也乏力，按
压时也会发现活动性差，显得非常僵硬。如果一个人同时
具有第五胸椎向外突出、第一腰椎活动性差这两个特点，
则可断定他属于前屈型（前后型）体癖。

前屈型体癖的人感冒后，可以按压第五胸椎并进行愉
气，感冒发病期结束后，第一腰椎也会恢复弹性。因此，
只需静等第一腰椎恢复弹性，感冒自会痊愈。在对第五胸
椎进行愉气时，如果第一腰椎恢复了弹性，则表示偏向性
疲劳已得到调整。如果一次未恢复，则需间隔一定时间再
进行愉气。人的身体总是周期性地处于紧张、松弛状态，
掌握了人体的生理周期节律，就能预测感冒发病期何时结
束。当然，这并非易事。不过，我们可以掌握这样一个原
则，即对第五胸椎进行愉气，并观察第一腰椎的变化。例
如，第一腰椎弹性恢复，则表明感冒正逐渐好转，发病期

甚至当天就能结束；如果第一腰椎依然十分僵硬，则可能会发烧，感冒症状还会恶化等。总之，观察第五胸椎的突出状况和第一腰椎的弹性就可有效判断感冒病程。

前屈型体癖的人感冒后，应该在第五胸椎活动性彻底恢复之前减少活动量，否则，感冒症状可能蔓延至气管，并在晚上躺下之后咳嗽不止，而白天却不会。慢性气管炎患者也同样如此，白天一切正常，一躺下就不停地咳嗽，这是因为躺下之后气管仍然没有得到松弛的缘故。这时，换一个又松又软的枕头，便可安然入睡了。不过，根本原因还是气管出现了异常。另外，第七颈椎与第一胸椎间的间隙变小，并一起向外突出时，也可能出现气管异常。如果感冒之前就已经出现这种情况，则可预测症状会蔓延至气管，发病期也会持续相当长的时间。对此，患者本人应有心理准备。出现气管症状时，一般会认为是感冒加重了，其实在我们整体指导的同行看来，他的感冒病程原本就包含这样一个症状。

由此可见，如果能够预知一个人的感冒病程，那么调理起来也就不是什么难事了。第五胸椎向外突出的人在感冒初起时，症状会出现在鼻腔或鼻腔后部，继而发展至喉部，甚至气管。当然，出现气管症状的人比出现喉部症状的人多。感冒发病期一般会持续到第一腰椎恢复弹性为止。而第七颈椎和第一胸椎的间隙变小、并一起向外突出的人，感冒发病期则会持续到气管症状出现之后。前屈型体癖的人如果反复感冒，且未出现气管症状，则肩部会逐渐向前探，最终出现呼吸系统疾病。因此，肩向前探、身体前屈的人容易患呼吸系统疾病。

大家都知道，肺结核是一种传染性疾病。不过，哪些人容易感染肺结核呢，遗传因素也起着重要作用。即使将肺结核患者与他们的孩子隔离，孩子们得肺结核的几率仍然大于普通人，因为人体的骨骼体质具有遗传性。例如，前屈型体癖的人就容易患肺结核，而第三、四胸椎活动性太好、间隙变化剧烈的人也容易患肺结核。第三、四胸椎活动性一旦变差，感冒发病期就会拖得相当长，而且感冒也会反反复复。结果，要么第三、四胸椎重新恢复活动性，感冒彻底痊愈；要么变得更加僵硬，患上肺部疾病。第三、四胸椎间的间隙过小时，会发展成肺炎；而间隙变得过大时，则可能患上肺结核或其他肺部疾病。

可见，前屈型体癖的人如果第五胸椎向外突出，同时第三、四胸椎活动性变差，那么感冒发病期往往较长，调理起来也相对麻烦一些。如果仅仅是第五胸椎向外突出，则只需观察第一腰椎的变化就可以了。如果第七颈椎和第一胸椎间的间隙变小，则感冒会进一步出现气管症状和发热，发病期很难在一个晚上结束。总之，对于前屈型体癖的患者，注意观察第五胸椎，第七颈椎与第一胸椎，第三、四胸椎之间的状况，就可以对感冒病程了然于心。等到第一腰椎恢复弹性，感冒发病期自然结束。尽管第三、四胸椎的情形稍有不同，但是第一腰椎仍然是判断感冒发病期是否结束的标志。不过，直接按压第一腰椎却于事无补。感冒之后，应按压第五胸椎并进行愉气，然后静候感冒发病期结束。当然，事先按压第七颈椎、第三胸椎并进行愉气，也有利于顺利度过感冒发病期。

因此，对待疾病，应通过调理身体偏向性疲劳部位使之恢复整体平衡，从而协助疾病病程自然经过，实现疾病的痊愈。同时，应避免人为干预病程的发展，强行中断病程。

现在，人们往往只考虑疾病的负面因素，一旦得了病，就忙着求医问药，希望尽早治好，却完全忽视了身体作为整体的变化，或身体的自然规律。因为不想耽误工作而急于治病，或者因为某种原因而服药对付腹泻，久而久之，身体原本的平衡就会遭到破坏。实际上，能自然度过感冒发病期的人越来越少。不过，愉气法不仅能够帮助感冒自然痊愈，而且有利于顺利度过发病期。渐渐地，身体就会变得更加敏感，容易感冒。而感冒之后，只要对身体相应部位进行愉气，发病期就会很快结束，甚至无需拖到第二天。使用其他方法进行治疗，发病期会拖得很长，而发病期结束之后，身体的偏向性疲劳也未能得到缓解，身体的僵硬状态依旧。同样是感冒，人为治愈和自然调理的效果大相径庭。感冒之后强行中断病程的做法简直无异于自损健康，缩短自己的寿命。

　　强行中断、拖延感冒病程的做法皆非良策，最好的方法是通过调理顺利度过发病期。当然，保持身体的敏感状态，及时感冒，顺利度过发病期，无疑是最理想的。感冒是恢复身体弹性的良机。突如其来的重病常常就是由身体迟钝、缺乏弹性造成的。仔细观察一个人的体质、身体状况，调理感冒也并不是太难的事。

　　此外，前屈型体癖的人感冒时如果第三、四胸椎间的间隙变得过大，则需谨防其他并发症。

扭转型体癖的人的感冒

单足独立是人类身体的技能之一。人的左右足底各有三处承受着体重，形成三点支撑，因而能够单足独立。猴子直立时，身体总是向前屈。猴子足底只有两个支撑点，所以直立时身体无法伸直。只有足底获得三点支撑，腰才能伸直，身体也才能完全直立。猴子的腰椎没有自然生理曲度（腰屈），即使双足站立身体也不能伸直。不过，有些人一只足单独站立时有稳定的三点支撑，另一只足单独站立时却像猴子那样，身体无法伸直。或许，他们的体内还残存着人类的某种原始特征吧。结果，双足站立时身体一侧完全伸直，另一侧却向前弯，身体呈扭转倾向。仔细观察这类人的姿势就会发现，他们面向右方时，身体却扭向左侧，这是因为他们的第三腰椎（肚脐正后方的椎骨）呈扭转状态，也就是属于扭转型体癖。第三腰椎扭转时，他们不会感冒，而身体出现感冒症状时，只要恢复第三腰椎的扭转，症状即可缓解。不过，如果第三腰椎未扭转而其他脊椎发生扭转，那么病程就不会那么简单。扭转型体癖的人感冒时，第五胸椎活动性同样也会变差。如果第十胸椎也同时发生扭转，则身体运动总是从第十胸椎开始。感冒后症状就会首先出现在喉部，而不是鼻腔，然后向肾脏或膀胱蔓延。

扭转型体癖的人感冒后，只要调整第三腰椎，使之恢复原有的扭转状态，发病期就会结束。前屈型体癖的人感冒后主要看第一腰椎的弹性，就可了解发病期是否结束，而扭转型体癖的人则可按压、晃动第三腰椎，当两侧肌肉的紧张程度大体一致时，发病期也就结束了。但扭转型体癖的人如果第十胸椎也出现扭转，那么感冒症状就可能从喉部蔓延到肾脏或膀胱。因此，感冒之后出现肾炎和膀胱炎也不足为怪，这是由他们身体的偏向性运动决定的。扭转体癖的人感冒时的调理方法大致如此。

与成人相比，孩子们身体的扭转倾向往往并不明显。一些孩子感冒之后容易出现肾炎等并发症，因此他们一旦感冒，家长们就会小题大做，让他们尽快卧床休息，限制饮食。可是，无论怎么谨慎，该有的并发症还是会出现。其实，只要孩子睡觉时保持双腿交叉的姿势，就可恢复第三腰椎的扭转状态，感冒发病期也就顺利结束，也不会出现其他并发症。孩子们的身体具有弹性，一般只需双腿交叉，或蜷曲着腿睡觉，发病期就可结束。感冒不会突然加重，发病期也不会偶然拖长或缩短，正是身体的偏向性运动决定了感冒的病程、发病期的长短，以及调理方法。事先了解一个人身体的偏向性运动、体癖，调理感冒自是"四两拨千斤"。关于扭转型体癖和前屈型体癖的感冒调理法，我就说到这里吧，说得太多，反而可能适得其反。

左右型体癖的人的感冒

除此之外，也有的人身体重心明显偏向一侧，表现为一只足底承受的体重明显大于另一足，即左右型体癖的人。他们一感冒就腹泻，或者说，只有等到腹泻之后感冒发病期才能结束，也就是大便变得松软以后发病期就结束了。左右型体癖的人感冒时，第二腰椎常常出现异常。

另外，有些人感冒后会感到头疼，或浑身肌肉酸痛。扭转型体癖的人感冒之后也可能出现肌肉酸痛，类似风湿病的症状，这仍然与第十胸椎的扭转有关。由此可见，要调理感冒、顺利度过发病期，就必须充分了解患者身体的偏向性运动以及身体的结构特征，否则就很难对相应的脊椎进行调理。当然，对于上下型和开闭型体癖的人，同样也需充分了解其体癖与感冒症状的对应关系。

感冒之后，大多数人都会出现发热、打喷嚏、畏寒、头痛、牙疼、流泪等症状，这些都是由颈内脉管功能下降造成的。按摩颈内脉管，上述所有症状都可立即得到缓解。自上而下按摩从颈内脉管至锁骨窝之间的肌肉，则起效更快。与此同时，按压内侧足踝至拇趾之间的压痛点（此法还可用于缓解喉部疼痛）和足底第三、四跖骨间的部位（可用力按压，使之向两侧撑开），效果会更加明显。刺激这些部位，还可有效改善尿频的现象，增强泌尿系统功能。

有趣的是，人们感冒之后，从颈内脉管至锁骨窝之间的肌肉无一例外都会变得僵硬。患肺炎之后，对锁骨窝进行愉气，还可以退烧。可见，锁骨窝周围的肌肉与肺的脉管运动也存在一定关系。用脑过度引起的面色不佳，以及愁眉苦脸的神色、失恋后出现的呼吸系统疾病，均可用以上方法进行调理。除此之外，考试成绩不佳、意志消沉时，按摩这些部位，也有助于恢复自信。

　　了解了感冒的病程和调理部位之后，为别人调理或进行健康指导时是否就可以做到举重若轻了呢？事实上并不是这么简单。有些患者也许心里并不希望别人小瞧了自己的感冒，因而故意夸大症状，甚或久拖不愈。有时感冒明明已经好了，却嘴硬地不肯承认。在他们看来，别人小瞧自己的毛病，就好像瞧不起自己的钱包似的。以前，我曾经遇到过一位患者，感冒总是不见好转。我数次反思，是不是看错了他的感冒类型了呢。后来才发现，那不是因为我的误诊，而是因为他自身的心理问题。因此，在调理感冒时，不仅要考虑患者的体癖，还要充分考虑其心理变化，是否有夸大症状的心态等，要真正了解他们的内心。

　　患者有了那些心理，感冒发病期就会拖长。按理来说，前屈型体癖的人感冒时，只需对第五胸椎进行愉气，当第一腰椎恢复弹性之后，发病期就可结束。可是，孩子们感冒时，平时压抑的心理需求也许会趁机显现，例如，想要什么东西，或是希望得到更多的关注等，遇到这种情况，单纯采用愉气法往往收效甚微。因此，调理感冒还必须研究人的心理，这的确不是件容易的事。

家人的感冒类型

有的人感冒后会发热、出汗、腹泻、打喷嚏，或小便颜色发生变化等等，虽然感冒症状、发病期不一，但每个人的感冒都有一定的调理方法。只要了解其感冒类型，就会对感冒的各种症状、预后了然于心，调理起来也会游刃有余。当然，也没有必要去一一观察、总结各色人等的感冒类型，但至少应该了解自己的家人，或者夫妇两人的感冒类型。孩子会遗传父母一方的感冒类型，或是两者兼而有之。例如，一个有5个孩子的家庭，大约有一个孩子是父亲和母亲感冒类型的混合型，其余的孩子要么随父，要么随母。在孩子多的家庭，这种现象尤其明显。因此，在一个家庭当中，只需掌握父亲型、母亲型和混合型感冒的调理方法就足够了，而混合型则属于前两种类型的变体，只需参照即可。如果丈夫属于前屈型体癖，只要记住调理的关键是第五胸椎和第一腰椎；如果属于扭转型体癖，或者发现身体明显扭向一侧，则只需调理第三腰椎；如果食欲旺盛，则只需调理第二腰椎。简而言之，只需记住适用于自己家人的方法，对其他的则无需劳神费力。

活元运动调理感冒

前面讲过，进行活元运动的诱导练习就可调理感冒，当然，也可以通过愉气法为他人调理感冒。针对偏向性疲劳的部位进行愉气，观察发病期的经过，实在是一件愉悦的事情，有时比赢得一盘将棋还令人高兴，几乎忘记了调理感冒的初衷。

每个人都应该对自己的健康负责，自觉地维持身体健康。但是，一些人因为有了高明的良医为自己治病，就产生了依赖心理，而忘记了应发挥自己的内在力量来调理身体，以至于出现患者百态。说实话，我也曾几度考虑放弃用愉气法为人调理感冒。可是，用愉气法调理感冒也实在是一件很有意思的事情，比下将棋输了时强多了。仅通过活元运动的诱导练习来调理感冒，又不免让人有意犹未尽之感，于是我又开始研究起体癖这种看似多余的学问。其实，感冒之后，只需进行活元运动的诱导练习即可调理自己的感冒，并不需要研究体癖之类高深的理论。每个人感冒之后，发病期有长有短，症状也各有不同，有人腹泻，有人打喷嚏，但调理方法却可归而为一，即进行活元运动的诱导练习。

用活元运动的诱导练习调理感冒，是否有意识参与其中都无关紧要，信与不信也并不影响效果。进行活元运动的诱导练习，居然把感冒调理好了，在意外和欣喜之余，也会增加信心。所以，不要指望有了十拿九稳的把握再去实践，否则可能永远都没有一试身手的机会。而且，自信在某种意义上就意味着僭越。人不是靠自信活着，活着也不是自信的体现，人也并不是在了悟生命的真谛之后才活着。活元运动也同样，掌握了基本方法，尽可大胆尝试。实践多了，自可感悟其中真谛。先行动，后思考，自然水到渠成。最近，原本十分感性的女性也变得更加理性起来，不过，我倒希望大家进行活元运动的诱导练习时只管行动即可，不用找那么多的理由。

感冒时，触摸脊椎两侧，可能发现都会显得有些浮肿。这时，千万不要同时按压脊椎两侧，而应先按压第五胸椎痛感较强的一侧。感冒后偏向性疲劳的调整总是从身体一侧开始的。因此，调理时也应分先后，有所区别。如果同时调理脊椎两侧，发病期反而会拖长。先调理疼痛较严重的一侧，等到弹性恢复后，再调理另一侧。即使另一侧并不显得僵硬，也要坚持进行调理。调理感冒从脊椎一侧开始，等该侧恢复弹性之后再调理另一侧，这也是调理感冒的要诀之一。

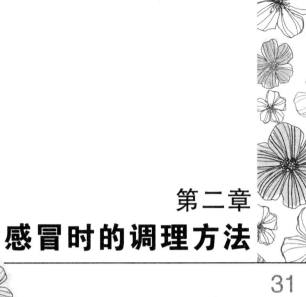

第二章
感冒时的调理方法

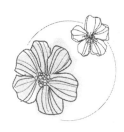

⊙ 睡姿也是一种活元运动

感冒症状出现之前，大多数人的睡相都会变得比较难看，这是因为身体正在调整潜在的偏向性疲劳。有人误以为感冒是睡姿不好引起的，其实睡姿改变也是感冒过程的一个表现。强迫纠正睡姿，并不能防止感冒，反而可能引发更加严重的疾病。

有一个人看见自己的孩子睡相不好，便用绳子将被子的四角捆起来。结果，孩子经常感冒，还发展成肺炎。我告诉他："就是因为睡觉时不能乱动了，所以才会发展成肺炎。孩子睡觉时身体自由活动，反而可以调整偏向性疲劳，

有利于顺利度过感冒发病期。"他回答说："孩子睡觉不老
实，所以才把被子捆起来，以防止他踢被子、受凉感冒。"
我说道："可是，你有没有发现，孩子不仅感冒了，还发展
成肺炎。如果你继续这样做，孩子还会经常感冒。"这样，
他才忙着给孩子解开被子。变换睡姿也是一种活元运动，
是身体处于生理周期节律①中的亢进状态，是感冒的前兆。
感冒发病期结束之后，偏向性疲劳得到缓解，睡姿也会随
之恢复正常。因此，不要因为睡觉乱动就将被子捆起来，
更不要害怕睡相难看而保持僵硬的姿势。至少在感冒期间，
睡觉时应尽量放松身体。如果不愿意让别人看到自己难看
的睡姿，可以自己单独睡。

　　妻子感冒时，我常对她说："感冒会传染，如果你不想
把感冒传给我，就自己单独睡吧！"其实，感冒是不会传染
的。不过，一个人睡觉有助于身心放松，于是我就把"传
染"当成了借口。我并不认为感冒会传染，是否感冒，主
要取决于身体的偏向性疲劳状况。如果真被"传染"了，

---

　　①　通过观察人的情绪和生理状况可以发现，它们明显存在一定的
周期，即生理活动处于紧张期（高潮）或松弛期（低潮），显示出一定
的节律。

那还真是求之不得的好事，身体也会变得更加健康。感冒之后，可以"传染"为借口，让别人躲开自己，晚上独寝，身心放松，这也是调理感冒的诀窍之一。尽量忘掉所有烦恼，什么也不想，身心才能得到完全放松。

躺在床上看电视是最需警惕的坏习惯。眼部疲劳会引起第三胸椎异常，出现呼吸系统症状。能量容易升华到大脑的人一旦电视看多了就会感冒，这就是所谓的"电视型感冒"。既然看电视会引起感冒，那么感冒之后还躺在床上看电视的做法就更不可取了。感冒之后，尽量将房间光线调暗，并远离电视，最好是睡在没有电视的房间里，但听音乐或收听广播则无妨。

⊙ 泡澡法

感冒之后，人们常会问一个相同的问题："泡澡该怎么办？"有人认为，感冒之后泡澡会加重病情，所以不敢泡澡。其实，既然泡澡可能加重病情，那么当然也能使感冒好转，就看泡澡的方法是否得当了。如果问这个问题的本意是"泡澡时需要注意些什么"，那就是一个非常好的问题。如果想问"该不该泡澡",那还不如自己判断,想泡就泡,不想也不必勉强。泡澡时,热水可以刺激皮肤,增进身体机能,改善体内运动,身体变热之后还会出汗。从这个意义上说,感冒之后应尽量多泡澡。我常常建议大家用泡澡的方法调理感冒,哪怕是刚刚出生不久的婴儿。泡澡可以暖和身体,有利于顺利度过发病期。当然,泡澡也要讲究方法,否则可能加重病情。

那么,泡澡时该注意些什么呢?首先,不要在睡前泡澡。人们一般认为睡前将身体泡热有利健康。人处于清醒状态时,身体可以自动调节体温,但进入睡眠状态之后,身体的调节功能就会大大降低。因此,只有在身体极度疲劳、急需放松的时候,才可在睡前泡澡。其次,不可长时间泡温水澡。身体长时间浸泡在温水中,就像除掉蔬菜的涩味一样,可以消除身体中因疲劳而产生的有害物质。不过,也有人因长时间泡澡而出现脑血管破裂的情形。但是,对于那些因脑出血而半身不遂的患者,长时间温水泡澡则可以扩张血管,缓解血管的紧张状况。当然,为预防脑出血而长时间泡温水澡也有可能弄巧成拙。以往,有人为预防脑出血,到治疗脑出血后半身不遂的温泉泡澡,结果引发脑出血意外，这样的事故接连发生过好几起。看来他们将调理半身不遂的麻痹与预防脑出血混为一谈了。在大多数情况下，为调理感冒而长时间泡澡或在睡前泡澡，都是不可取的。感冒后的泡澡应使身体尽快收缩，然后大量出汗。

对于健康的成人而言，42℃以上的水温可以促进身体收缩。泡澡的水温以 42℃～45℃为宜，40℃或 41℃则太低。42℃是温热的分界线，如果觉得舒适，则表明身体感觉正常。如果觉得 42℃的水温还不够热，必须 45℃才适宜，则说明身体已经开始衰老，生理年龄超过了 45 岁。需要 46℃以上的热水，则表示已经进入老年。感觉 42℃～45℃的水温适宜，正是身体正常的表现。

身体越疲劳，感觉舒适的水温也越高。当感觉舒适的水温超过 45℃时，则更可能是因为体内疲劳物质沉积过多，而不是身体过度衰老了。比如，前一天过度饮酒，则第二天泡澡时对水温的要求就会高一些。就拿我本人来说，喝一二杯用冰块兑过的威士忌之后，第二天泡澡时的水温需比平时高 1℃左右才会觉得舒适。

⊙ 腿浴和足浴

　　泡澡时，水温在 42℃～45℃ 时感觉舒适，则表明身体处于正常状态。当身体感到疲劳、出现异常或者快要感冒时，需要适当调高水温才会感到舒适。不过，也不必特地用温度计去测量。如果泡澡后全身皮肤并未完全变红，一些部位，尤其是一侧腿的皮肤仍然发白，则表明就要感冒了。这时，或许还没有出现明显症状，但很快就会进入发病期。因此，泡澡之后擦拭身体时，不妨观察一下自己的双腿。如果一侧腿还没有变红，就再泡 2 分钟，水温可以调高 1℃～2℃，等两腿的皮肤都同样变红，就表明调理感冒已经成功了，这就是调理感冒的腿浴法。如果泡完澡之后，唯独双膝以下部分仍然发白，则表明饮食不当，例如食物中毒、饮酒过度，或消化系统出现异常等。这时，可将水温调高 2℃，将双腿在热水中再浸泡片刻。

　　有时，只有足踝以下的部分仍然发白，则表示喉部出现异常。只需将水温调高 2℃，再泡 2 分钟就可以了。明明身体感到水温十分舒适，但有些部位却没有变红，则表明对这些部位而言水温还不够高。因此，不能仅仅依靠大脑的感觉，泡完澡后还要观察皮肤的颜色。

发生食物中毒之后，可以一边泡澡一边加热洗澡水。不过，这个方法并不适于感冒之后，否则，身体会变得疲乏无力，发病期也会拖长。因此，调理感冒时，应该在泡澡前先调好水温。

有一次我去京都，泡澡时温度计显示是40℃。实际上，只有表面的水温达到了40℃，下面的温度还很低。泡在里面，再用燃气加热，等到整个水温都达到40℃时，身体已经困乏不堪，仿佛为泡掉牛蒡等蔬菜的涩味一般。不过，边泡澡边加热的方式，适用于食物中毒后的调理。

以前，曾经有人学会了这一招，一改之前的委靡不振，变得容光焕发，像换了个人似的，每次到讲习所来还会请大家吃饭。是什么让他有如此大的变化呢？我感到十分纳闷。后来听说，他和一帮朋友打赌喝酱油，谁喝得多就赢钱，结果他只赢不输。其他人几杯下肚，就再也灌不下去了，再喝恐怕连命都要丢掉了。只有他，喝过酱油就去泡热水澡，还要求继续加热，结果每次都安然无恙。有一次，其他人一口咬定他在背后做了手脚，围着他不让去澡堂。

结果，他突然出现了心肌梗塞。于是我明白了，这是因为他从我这里学会了边泡澡边加热的方法。澡堂老板听说之后也露出一副恍然大悟的神情："难怪呢，他每次来泡澡，都让我继续加热，很是惬意的样子。"其他人却苦着脸说："可怜我们却喝得差点送了命。"看来，泡澡方法是否得当，有时甚至人命攸关呢。又如，有人吃河豚中毒后将自己埋在沙子里，希望沙子能吸收体内的毒素。其实，还不如去泡热水澡，边泡边加热，身体泡得暖和后，毒素也就出去了。

但是，如果感冒时边泡澡边加热，症状则会加重，发病期也会拖长。因此，感冒之后切不可边泡澡边加热。当水温过高、无法进去泡澡时，可以先将一桶凉水全部倒入浴缸，然后立即进到有冷水的地方。这时，身体周围的水是温热的，等到身体周围的水温升高之后，立刻离开浴缸，这种方法最适合调理感冒。感冒时，将泡澡的水温调到比平时高0.5℃～1℃，这样身体会感觉比较热，同时将泡澡时间缩短一半。切不可勉强坚持，觉得热了就立即出来。如果一侧腿或脚的颜色仍然发白，就再进去继续浸泡一会儿。这样，感冒发病期就可很快结束。

如果水温可自由调节，那么就先在热水中泡一会儿，出来休息片刻，然后再进去泡一会儿。还有一个更好的方法，即泡完澡后先站在浴缸里，一边擦拭上身，一边观察双腿皮肤的颜色是否变红。如果有一侧腿发白，则可继续浸泡，然后再出来。这种入浴方法对调理感冒也十分有效。泡澡之后再喝些热开水，效果会更好。

我相信泡澡可以调理感冒，而且几十年来一直都坚持这么做。有不少人向我咨询感冒之后泡澡的注意事项，我以为他们想知道"泡澡时应该注意些什么"，哪知道问的却是"该不该泡澡"，这倒颇让我感到意外。泡澡也要讲究方法，只要方法得当，感冒发病期自可很快结束。

感冒发病期结束之后，吃起食物来会觉得格外可口，脸色也会变得清新，富有生气。如果感冒症状消失了，但身体仍然前屈，则说明发病期尚未结束。只有当身体重新变得富有弹性、清爽挺拔时，发病期才算真正结束。感冒发病期结束后，谁都会变得神清气爽的。

感冒期间，适当减少饮食是十分有益的，同时尽量多吃水分较多的食物和刺激性食物。一般认为感冒期间应该少吃刺激性食物，其实，生姜、辣椒、胡椒都可以，多刺激胃也无妨。

⊙ 观察椎骨的活动性

感冒时除了可用泡澡的方法进行调理之外，更应该学会观察第五胸椎。首先，让患者跪坐，观察椎骨是否有压痛。不过，跪坐时难以观察椎骨的活动性，这时可取俯卧姿势。胸椎中最向外突出的就是第五胸椎，从垂直方向加大力度按压、晃动第五胸椎，如果椎骨没有任何反应，则说明一切正常；如果椎骨僵硬，反作用力大，则说明椎骨向外突出，活动性差；如果向下凹陷，则说明椎骨活动性太好，过度敏感，会产生敏感痛。第五胸椎向外突出时，加大力度按压会从里面传来压痛感，不按则不痛，也可询问患者是否感到疼痛。然后从左右两侧按压第五胸椎，再上下晃动。

按压晃动第五胸椎，活动性太好就会有敏感痛，活动性太差有压痛感则是感冒。同时，还需以同样的方法观察第一腰椎的活动性。熟练之后，可以一边对第五胸椎进行愉气，一边触摸第一腰椎，等到第一腰椎恢复弹性，则表明身体的偏向性疲劳已得到调整。对于前屈型体癖的人，只要观察第五胸椎和第一腰椎就可以了；扭转型体癖的人，则需观察第五、第十胸椎；左右型体癖的人，观察第五胸椎和第二腰椎；开闭型体癖的人，容易受到骨盆活动的影响，但仍需观察第五胸椎和第一腰椎。感冒时，上述几个部位的椎骨一般都会明显突出，很容易观察。调理后，先是第五胸椎活动性恢复，接着是腰椎，这样身体的偏向性疲劳就会得到调整。经过二三次实践，调理感冒自会得心应手。

⊙ 卧床静养的关键时期

大多数感冒都可不治而愈，不必过多进行人为干预。需要特别引起重视的是发热出汗以后的调养。感冒后发热，体温有时可能上升到38℃、39℃，甚至40℃。发热时，不必忙着退烧，而应该用毛巾热敷后脑部40分钟左右。这样，可加速发汗，体温下降后，感冒发病期也就结束了。体温开始下降后，会一度降到36.5℃～37℃的正常水平以下，甚至降到36℃、35.5℃或35℃。不过，这只是暂时现象，很快就会恢复到平时的正常水平。

　　不过，正常体温也因人而异。大多数人的正常体温介于 36.5℃ ~ 37℃ 之间。不过，也有人正常体温为 37.5℃，有人为 35.5℃。我有一位朋友，正常体温只有 34.8℃，生活习性也与蜥蜴差不多，到了冬天，就爱钻进被窝里。我跟他开玩笑："你与蜥蜴的区别就是，蜥蜴是钻到地底下冬眠，而你却是钻进被子里。"当他爬出被窝时，气温也稍稍上升了，体温也升到 35℃ 以上。就这样，他冬天的正常体温一般是 34℃ 多，春分以后才达到 35℃，这时活动也多起来，躲在被窝里的时间也逐渐减少。可见，正常体温是因人而异的，不能一概而论。一个正常体温在 35℃ 左右的人，如果宛若患大病一般报告"发烧都 37℃ 了"，一般人恐怕是难以理解的吧?

　　每个人的正常体温各不相同，一一用温度计去测量又比较费事儿，所以我一般测脉搏。人的正常脉搏每分钟为 70 ~ 80 次，低于 70 次时体温就可视为低于正常水平，超过 80 次也就高于正常水平了。孩子的脉搏一般比成人快。测脉搏比较简单，可以大致了解是否属于正常体温。不过，脉搏与呼吸次数并不总是一致的，正常情况下的比例为

4：1，但身体稍有异常，两者比例就容易失调。感冒一般不会引起脉搏紊乱，因而可在感冒发病期结束后，依据脉搏推测体温状况。不过，也有一个姑娘的脉搏只有 18 次。一般人只有在生命垂危时，脉搏才会变得这么慢。我听说之后，急急忙忙赶过去，结果，她的脸色看起来并没有什么异样。我以为是她的家人弄错了，便亲自测了一下，结果仍然只是 18 次。这是一位风湿病患者，我将她的风湿病调理好后，脉搏上升到 34 次。后来我再继续为她进行调理，脉搏好歹上升到 52 次左右，但仍然没有达到正常水平。既然脉搏有 18 次这样的特例，所以也不能完全根据脉搏来判断体温状况。不过，对一般人而言，根据脉搏判断体温状况大致是不会错的，尤其是感冒发病期结束后，脉搏比体温更具有参考价值。

　　无论是测体温，还是脉搏，都可知道体温是否低于正常水平。发热过后，体温处于正常水平以下期间，是感冒发病期结束后的一个关键时期。此时不注意静养、受到风邪之类的，就容易出现并发症。腮腺炎的调养也与感冒相似，发病后具体表现为耳朵下方肿痛，脸部肿胀。在腮腺炎发病期结束之后、体温低于正常水平期间，哪怕像蹦跳几下这种轻微的运动也会引起各种各样的并发症，女性可能出现遗尿或卵巢炎，男性则可能出现小肠疝气、睾丸炎等更加严重的疾病。当然，不仅是腮腺炎，其他类型的感冒在低于正常体温时，也应尽量减少活动，以免引起并发症。孩子在此期间过多活动甚至可能导致成人后的性发育不全或月经不调等，必须引起充分重视。成人在此期间受凉，也可能出现排尿困难、腹泻不止、全身酸痛等各种症状。

感冒发热期间可以正常活动，也不必节制饮食，还可以泡澡等等。但是，在体温上升后又下降且低于正常水平，则必须卧床静养，直至恢复正常体温。孩子们在退烧之后一般都变得特别好动，父母此时尤其应该注意，更不能和孩子一起疯玩。我一般还会为孩子挂上蚊帐，无论是冬季还是夏季，这种方法都可以防止孩子吹风着凉。等到体温恢复正常之后，再撤下蚊帐。孩子待在蚊帐里，活动范围有限，也不会疯到哪儿去。不知其他做父母的还有什么好方法，一定要告诉我啊。

安心静养，平安度过这一时期，等体温上升到正常水平之后，就可以自由活动了。有时体温还可能继续上升一点儿，然后再下降到正常水平。这期间日常活动也不用限制，只有当体温低于正常水平的那段时间，才需特别注意保养，避免节外生枝。记住，在体温第一次上升到正常水平后，就可起床活动了。

颈椎有扭转倾向的人，如果感冒后在体温低于正常水平期间保养不当，耳朵、眼睛或鼻子就可能出现异常症状。前屈型体癖的人则可能出现副鼻窦炎、中耳炎等各种较为严重的疾病。总之，感冒后在体温低于正常水平期间非常关键，保养得当，则身体会焕然一新，充满活力；反之，则可能引起各种并发症。

感冒发热之后体温低于正常水平期间非常关键，这时对第五胸椎或其他相关部位进行愉气，则可充分发挥感冒对偏向性疲劳部位的调整作用。发热期间，不需特别注意，可以泡澡。等患者体温下降到正常水平以下时，再让他卧床休息，并进行愉气。这样，感冒痊愈后整个人就会显得神清气爽，焕然一新。体温下降后，身体已经明显恢复，却不能随便乱动，看似有些不近人情，但对患者却是至关重要的。

以前，大家都觉得发热的时候才是生病，于是想方设法治疗。一旦退烧，却又急急忙忙开始活动。这样，感冒就难以发挥调整偏向性疲劳的作用，感冒痊愈之后身体的僵硬状况也难以得到改善。因此，在体温处于正常水平以下时，应尽量放松身心，同时对相关部位进行愉气。对第五胸椎以及其他扭转、向外突出的椎骨进行愉气，恢复其活动性，感冒痊愈之后，身体就会焕然一新。

　　感冒不仅可调整身体的偏向性疲劳，还是一个调理其他疾病的良机。如果调理得当，还可能根治。例如，过去我曾经尝试调理哮喘，用了很多办法，包括调理迷走神经等，现在我则专等患者感冒的时机，到时再用整体操法进行调理即可。儿童哮喘的两个关键时期是 8 岁和 12 岁。在这两个关键时期，趁感冒的时候进行调理，就一定能够根治，哮喘也不再是什么可怕的顽疾了。其实，利用感冒的时机还可以调理很多其他疾病，即便是风湿病，也没有多大困难。感冒之后，与其急着治疗，还不如趁此良机调理身体。

⊙ 用愉气法调理感冒

　　调理第五胸椎时，患者应俯卧，然后以腕骨或手指按压第五胸椎，并进行愉气。首先，找准第五胸椎，趁患者吸气时，轻轻向下按压，如此重复二三次，然后开始进行愉气。接着在患者呼气时向下按压，吸气时手放松，逐渐合上节奏。渐渐地，患者身体开始松弛。最后，施治者会感到自己的手仿佛陷进了患者的身体，这时患者的身体也完全松弛。趁此时机，施治者的手突然撤离，偏向性疲劳就得到调整，这就是感冒时调理脊椎的方法。趁患者身体完全松弛时手突然撤离，患者身体就会自然紧缩，感冒调理便成功了。这是一个难度较高的手法，不过，总比单进行愉气有趣吧。不妨找机会练习一下，细心体会收放的时机和技巧。当然，并非必须这样调理才有效，不过，这个方法可更好地把握调理的过程。

找不准第五胸椎的位置也没关系，将手放在肩胛骨之间的最窄处下方的椎骨上，也大概差不多了。这就如同血液中的养分一样，无论是手部的、腹部的，或者是臀部的，都来自我们摄取的食物，都是从口入而输送到全身的。愉气法的道理也同样，不必过分拘泥位置。只是找不准位置虽然也能调整偏向性疲劳，但却不能明确了解何时调理好了，只有询问患者才知道。如果能找准第五胸椎位置，配合患者呼吸进行按压，并在向外突出的胸椎向内下陷的一瞬间，突然将手撤离，就可明确告知患者，"偏向性疲劳调理好了"，而不用特意去问"你觉得调理好了吗？"区别就在这儿，虽然很细微，但是患者可能有类似"好厉害呀，不用问都知道调理好了"那样的感觉，找准第五胸椎的意义就在此吧。如果不知道准确位置，只要将手置于两侧肩胛骨之间稍下方即可，为儿童调理时，只要将整个手掌置于这个位置就不会错了。

　　按压第一腰椎时，必须用腕骨对准，否则就无法感知腰椎向内下陷的瞬间。用力向下按压，当患者椎骨向内下陷时，手突然撤离。通过对第五胸椎、第一腰椎进行调理，无论是前屈型还是扭转型体癖的人，身体的偏向性疲劳都会得到调整。准确地说，对于扭转型体癖的人，还有更好的调理方法，即首先按压、晃动第五、十胸椎，当第十胸椎向内下陷后再用力按压一次，最后再按压第三腰椎。当椎骨向内下陷、恢复活动性后，偏向性疲劳就得到调整，感冒发病期也就结束了。这时，一定要用腕骨适当用力按压，等到椎骨向内下陷瞬间，手突然撤离，切不可急于求成。如果椎骨不能向内下陷，感冒发病期就不会结束。只要椎骨活动性恢复，体温就能很快恢复正常。按压时不必过分紧张，只需适当用力，等待椎骨向内下陷，再突然将手撤离即可。感冒是一种常见病，练习的机会很多。

有些人感冒之后皮肤会出现异常。对于这样的患者，可以先按压耻骨上缘并进行愉气，然后再调理椎骨，感冒发病期就可很快结束。感冒期间，按压耻骨并进行愉气还可以增进皮肤机能，调理各种皮肤病，是一种别样的养颜法。

以前，有个人为了调理色斑，拼命对耻骨进行愉气，还拜托我为她调理。不过，她又不是我心仪的人，要我专门为她调理色斑，这怎么可能呢，于是我就找理由推辞了。而且，当时我并不相信对耻骨进行愉气真的能调理好色斑。但是，3个月过后，她不但脸上的色斑彻底消失了，就连斑痣也没有了，这让我觉得不可思议。从此，她本人就对耻骨愉气法的祛斑功效深信不疑，也热衷于为别人调理色斑。我倒是认为，为别人调理，肯定没有对自己那么热心，效果也会大打折扣。不过，她本人脸上的色斑没了，倒是我亲眼所见。

我还知道有人用耻骨愉气法去掉了痣。换了我，就做不到了。当事关生命、健康时，竭尽全力为他人进行愉气，这是为社会做贡献。如果仅仅为了去掉一两块色斑而进行愉气，那就多少有些小题大做了吧，反正我是做不到的。不过，我并不反对别人这样做，而且还乐于听到好消息。各位如果有兴趣，不妨尝试一下。特别是在感冒期间，皮肤变化剧烈，效果也许会更好。当然，像色斑之类的东西，不可能一次感冒就调理好的，贵在坚持吧。还有手足癣、股癣、头皮癣、疔、疮、溃疡等，都可以趁着感冒的时机用耻骨愉气法进行调理，而且效果非常显著，这是实践证明了的。

⊙ 发热与发汗

当第五胸椎活动性变差时，可能出现发热却难以发汗的情形。如果第九胸椎活动性也变差，则表明体内有寒气，需对这个部位进行调理，驱除寒气，以帮助发汗。如果采取上述方法后仍然还是发热不发汗，则可以采用热敷后脑部的方法。对锁骨下动脉进行愉气，也可促进发病期结束。如果同时对第四腰椎进行愉气，效果会更佳。

感冒后喉部疼痛时，可以对足部施以刺激，以缓解疼痛。让患者俯卧，用手指按压第一跖骨前端下方（拇趾丘），会出现敏感痛。为忍耐疼痛，患者头部会自然偏向按压的一侧。可按压五六次，直至患者头部偏向按压的一侧。

发热时，可适当提高室温，但也不可过高。开始发汗后，还要补充水分。也可以在取暖器旁边放置一盆清水，以防空气过于干燥。

发汗以后，注意及时擦干身体，不要受凉，不要忙着更换湿衣服。出汗之后，可用干燥的热毛巾擦拭，不要用冷毛巾，否则也会使身体局部受凉、排汗受阻。

同样，还要防止从各种缝隙中吹进来的风。吹风受凉之后，容易久咳不止，可以对食指进行愉气。吹了凉风，排汗受阻，呼吸会突然变得急促，感到胸闷。这时，可以挂上蚊帐，起到防风的作用。得了麻疹之后，需要特别注意从各种缝隙吹进来的风。清晨五六点时是气温最低的时候，因此，在凌晨3点左右，可用取暖器适当提高室温。有的人夜里一直用取暖器取暖，到了凌晨二三点时却熄掉，这样做是最不科学的。

头脑迟钝的孩子往往很少感冒，用脑多了，就会经常感冒。成人也同样如此。感冒之后，要注意让大脑充分休息。光线充足的房间并不利于休息，应该挂上窗帘。

成人感冒之后，可以继续工作，同时进行活元运动的诱导练习，坚持 20 分钟左右，然后尽量伸展脊椎，全身肌肉得到紧缩，感冒发病期也就结束了。感冒发热，也可以用同样的方法，并注意及时擦干身体，同时避免不满、怨恨等负面情绪乘机爆发。

如果发汗时受凉、排汗受阻，感冒多半会发展成肺炎，或者引发泌尿系统炎症，儿童尤其要多加防范。

⊙ 泡澡水的适宜温度

我在前面的讲座中谈到了泡澡的方法，后来就不断收到大家的抗议。

一位先生在泡澡时抱怨水温不够，他的太太默默地拿来温度计往水里一放，然后拿出来给他看，说"正好42℃"，便头也不回地走掉了。后来，面对丈夫的抱怨，太太振振有辞地说，野口先生说了，健康人的标准是 42℃，42℃的水温是最合适的。也许这位太太相信自己丈夫的身体并不迟钝吧，这就有点儿一厢情愿了。我的确说过，42℃是区分身体迟钝与否的标准，对于身体正常的人来说，这是最舒适的温度。不过，不愿意承认自己身体迟钝，就勉强用感觉温吞吞的水泡澡，是无益于身体的。

孩子们对温度极为敏感，在42℃的热水里泡澡，会因感觉太热而哭叫。可是，有的妈妈却一意孤行，认为非42℃的水温不足以显示孩子的身体正常，硬是将孩子摁入浴缸。还有人听说一边泡澡一边加热会使感冒发病期拖长，结果虽然觉得水温不够，还是硬撑着不肯加热。所以，关于泡澡的事儿，我不免觉得还是"免开尊口"为妙。

其实，每个人的身体感觉都不同，是存在个体差异的。我今天所说的是一般性的、生理性的感觉。敏感的人可能觉得42℃的水温就很舒适了，而一般成人感觉舒适的水温为42℃~45℃。如果水温非45℃以上不足以感到舒适，那就可能是身体的疲劳程度超过了正常范围，或是身体处于僵硬状态，或是中毒了。总之，当感觉舒适的水温超过45℃时，就说明身体已经处于十分迟钝的状态了。当然，也有人觉得40℃，甚至39℃的水温很舒适，那一般都是年轻人、孩子，或者是身体特别敏感的人。

新生儿初浴时的大哭多是因为水温太高受惊所致。初浴时，可将水温调到37℃~37.5℃，即胎儿在母亲子宫内的温度，然后放入新生儿，接着再慢慢调高水温，直至39℃，新生儿就不会大声啼哭了。39℃的热水足可溶解胎脂，将新生儿洗得干干净净。一般认为新生儿初浴时发出响亮哭声是身体健康的标志，其实不然，让新生儿在初浴时受惊是不科学的。

　　不少身体敏感的成人也觉得39℃左右的水温非常舒适，在30岁左右这属于正常现象。不过，如果感觉舒适的水温非37℃~38℃不可，则表示身体太过敏感了，泌尿系统或呼吸系统一定比较脆弱。总之，在40岁之前，感觉舒适的泡澡水温度在39℃~42℃都属正常。因此，了解自己感觉舒适的水温，也可判断自己的健康状况，泡澡时不妨测一测。

　　因为听说了感觉舒适的温度与身体敏感程度的关系，也有人因此而不惜"以身犯险"，故意下调泡澡水温度，结果引起感冒。水温不适宜，泡完澡后身体皮肤也不会变红。水温多少适宜，不是靠大脑来决定，而是由身体来判断的。只有泡完澡后身体皮肤都变红了，才说明水温正好适合自己。

体内沉淀的毒素越多，泡澡的时间也就越长，只有等到皮肤变红，才会觉得舒适。身体过度敏感的人在热水中稍微多泡一会儿，皮肤就会变红。泡在 42℃以下的热水中皮肤也会变红的人，身体大多比较敏感。如果只有泡在 45℃左右的热水中皮肤才会变红，则表明体内要么沉淀了过多的毒素，要么身体过于迟钝。判断感觉舒适的水温，观察皮肤颜色无疑是个很好的方法。当身体出现异常时，也许大脑觉得水温已经足够或者恰到好处，可身体的某个部位却未必会有"同感"，即皮肤不会变红。例如，感冒时，泡完澡后一侧腿的皮肤不会变红；消化系统不良时，双膝以下的皮肤不会变红；食物中毒时，脊椎部分的皮肤不会变红。这些部位往往就是感觉迟钝或者过度疲劳的地方，或者与之相关的器官功能有所下降。

胃部经常感到不适的人，泡澡后第六至第十一胸椎左侧的皮肤不容易变红；肝功能有问题的人则是第四、八、九胸椎右侧的皮肤不易变红；而身体处于过敏状态、容易出现急性症状时，泡澡时身体不会觉得热，泡澡后不是全身皮肤变红，只有某一处皮肤会变得特别红，这就是过敏状态的表现。人们一般用酒精擦拭或用针尖轻轻戳一下皮肤来判断身体是否处于过敏状态，其实，泡完澡后，若身体某个部位变得特别红，则足以判断身体有恙了。

身体某个部位感觉迟钝或敏感，都会通过皮肤表现出来，因此，在感觉适宜的水温中泡完澡之后，就可观察皮肤是否变红，有什么部位变得特别红或根本没有变红，从而进行相应的调理，这是一个简便易行的健康管理方法。变得特别红的部位，稍稍一按就会感到疼痛，这是敏感痛；而不变红的部位，则需多按一会儿才会感到疼痛，这是压痛。大家不妨先在自己身体上实践，然后再用到孩子身上。

发生食物中毒时，泡澡后双膝以下皮肤不会变红。这时，可以将两小腿放在热水中继续浸泡一会儿，即进行"腿浴"。感冒时喉部疼痛，泡澡后则两足踝以下部位不会变红，这时可以将两足放在热水中继续浸泡一会儿，即进行"足浴"。

最初，人们在泡澡之后发现身体某些部位没有变红，于是就用热水再继续浸泡一会儿，后来这种做法就慢慢演变成了腿浴和足浴。说起腿浴或足浴，可不要误以为"不用泡澡，只需泡脚或泡腿"，而是在泡完澡之后，再继续泡脚或泡腿。这种方法对感冒和腹泻都非常有效。但是，就像我在前面提到的那样，有的妈妈不问青红皂白将孩子放进42℃的热水里，也有的妻子因为泡澡水温度正好是42℃就不给丈夫继续加热。每个人的感觉不同，因此泡澡的方法自然也有差异。如果将我所说的一般情况强加到具体的某个人身上，就是一种误解。也许只用热水泡脚或泡腿反而不容易出现问题，所以我并没有特意强调腿浴和足浴都应该在泡澡之后进行。其实，正确的做法是先泡澡，再进行腿浴或足浴。

⊙ 皮肤的排泄和呼吸功能

泡澡既可以刺激身体，增进身体机能，又能够促进排毒。身体异常时，更应该泡澡，身体健康时倒不必每天进行。但是，对孩子们来说，泡澡也算是一种身体运动，可以弥补运动不足。成人往往将泡澡等同于清洁身体，其实，身体清洗得越彻底，皮肤的排泄功能就越容易受到损害。

众所周知，皮肤具有排泄功能，可以将体内的废弃物排出体外，同时还具有呼吸功能。一些动物没有肺，仅仅依赖皮肤呼吸而生存。皮肤呼吸对人类也非常重要，一个人烧伤或烫伤的皮肤面积超过全身的 2/3 时就会死亡，就是因为皮肤无法呼吸的缘故。因此，皮肤不仅仅是包裹身体的一层皮，还兼具排泄和呼吸的两大重要功能。传说中有人全身被贴上金箔以后，立即气绝身亡。皮肤呼吸对人体实在是至关重要的。

刺激皮肤，也能够促进皮肤的呼吸。患肺炎时用热的湿毛巾敷在皮肤上，就可以刺激皮肤，增强皮肤呼吸功能，从而减轻肺部负担。同样，泡澡可以调理感冒的说法也绝非无稽之谈，它是有科学依据的。一般人将泡澡等同于清洁皮肤，感冒后就会暂停。实际上，感冒时在浴缸中搓揉身体，特别是刺激不觉得热的部位，对调理感冒是非常有益的。

但是，每天用香皂清洗身体就纯属多余了，这就像每天排便还要灌肠一样。灌肠的确可以将肠内的粪便完全清理出来，但习惯性地灌肠则会影响排便功能。同样，每天用香皂认认真真地清洗身体，则会削弱皮肤的排泄功能，身体也会慢慢失去自净功能，皮肤更容易变脏，皮肤的呼吸功能也会随之下降。有些人喜欢泡一会儿澡后上来搓洗，搓洗之后又去泡，或者抹上香皂泡沫使劲地搓洗身体，这些做法都是不可取的，身体反而更容易生病。每天清洁身体、灌肠，都会使身体变得迟钝，并不值得效仿。不过，如果身体涂抹了油脂和白粉，则需用香皂好好地清洗了。香皂的作用是去除附着在身体表面的污物，对原本干净的皮肤，像洗衣服那样拼命地搓揉，对身体并没有任何好处。

婴儿皮肤可能分泌的油脂较多，但并不是涂抹润肤露等护肤品造成的，过多使用香皂清洗反而容易引起感冒。这种方法非但不能锻炼皮肤的机能，反而会使皮肤变得更加迟钝。因此，我一直主张婴儿不应该过分使用香皂，而应该充分发挥皮肤的自净功能。特别是在感冒之后，皮肤功能的强弱就明显地显现出来了。

多年以来，我一直提倡婴儿不要使用香皂，结果引来洗涤用品公司老板的不满。也许我的说法的确影响了他们产品的销路，但是我的本意并非完全不能使用，关键是要注意使用的方法。40 年来，我洗澡时从未用过香皂，平时也几乎不用，身上沾了油或墨水，用热水冲洗一下就干净了。别人用水洗脸，我只是用毛巾擦擦脸，而且也很少洗头。我周围有人特别喜欢洗头，后来听我说"洗头容易秃顶"，就再也不经常洗了。洗头过于频繁，就免不了使用更多的洗涤用品。

简而言之，我们应该尽可能地保持身体原有的自然能力。只有充分发挥身体的内在力量，身体才会变得强壮。如果身体健康不是因为内在的力量，而是依赖外力支撑，例如用灌肠的方法排便等，那就不是真正的健康。因此，人的健康必须依靠内在的力量，而不是一味地呵护、保养，或依靠外力，那样的身体就像稻草人一样，哪经得住长年的风吹日晒雨淋呢。

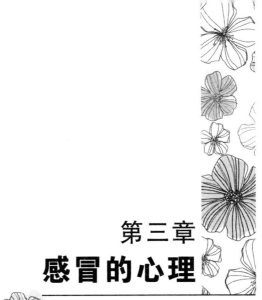

第三章
感冒的心理

63

心理性感冒

从前，我认为保有健康就应该顺其自然，尽量减少人为干预，例如，天冷加衣服、天热脱衣服、使用电风扇等等都纯属多余。记得在二战前，我的讲习所即便在大冬天也照样敞开着门，更不用说在室内放火炉了。我一年四季都穿单衣，学员们到了冬天就靠手炉取暖，结果，不少人甚至只要靠近火炉就会感冒。除了身体变得敏感的原因，还有心理暗示的作用吧。于是我开始反省，"不少人是因为心理作用才感冒的，所以应该尽量减少心理因素对身体的影响，还是让人们在普通生活中拥有健康吧。"从此，我开始回归正常的生活，冬天会关上窗户，还在室内放上火炉。有的人认为天气寒冷容易感冒，所以天一冷就会感冒；也有人觉得烤火容易感冒，所以一靠近火炉就会感冒。感冒常常是由这些心理因素引起的。

以前，我反复强调，寒冷不会引起感冒，结果有人穿着厚衣服还是照样感冒。也有人认为受凉就会感冒，结果袜子打湿了会感冒，忘戴围巾会感冒，然而他却撩起衣服上露天茅房。因此，不是天寒会感冒，而是有了天寒会感冒的心理，感冒才在天寒时乘虚而入。而有了受热会感冒的心理，感冒也会在身体暖和、松弛时乘虚而入。

许多感冒是由心理因素引起的，是"自找"的。"感冒"用英语说就是"catch a cold"，从字面上看就是"抓住了寒冷"。可见，心理性感冒的情形是相当多的。报纸上一报道"感冒大流行"，感冒的患者就会急剧增加。此外，霍乱、伤寒、脑膜炎等，也有不少是"假冒"的，即所谓"疑似霍乱""疑似伤寒"或"疑似脑膜炎"，大多都是自己臆想出来的。

不过，也有人无论怎么害怕感冒，想象中的感冒却并未光临，这又是为什么呢？这是因为他们的这种担忧是有意识的，所以不会感冒。只有对感冒的担忧进入潜意识层面，一个人才会真的感冒。因此，平时老是担心感冒的人，只要潜意识里没有出现任何可乘之机，就不会真的感冒。例如，打了一个喷嚏，下意识地感觉要感冒了，这时就可能真的感冒了。从生理反应来看，打喷嚏原本是感冒发病期即将结束的表现，如果意识也同步，那么发病期也就真的结束了。相反，如果固执地认为打喷嚏是感冒的前兆，那么就可能真的引发新一轮感冒。腹泻也同样，体内秽物"啪"的一声倾泻而出，正好彻底清理了肠胃，如果此时心中暗想"糟糕，肚子坏了，要生病了"，可能疾病就会真的随之而来。可见，感冒除了生理因素之外，还有很大一部分与心理相关。

生病的内在需求

不过，无论是受凉感冒、受热感冒，还是心理因素引起的感冒、打喷嚏后的感冒，其实后果都还不算严重。有时人们还会产生生病的内在需求，希望得到别人的关心或同情。同样，生气、愤怒也会使身体出现相应的变化，并可能进而引起感冒。结果，"他怎么对我毫无怜惜""我就这样痊愈了岂不亏得慌"，出现这样的心理也就不足为怪了。

　　有一次，有一个人脑出血发作，情况并不严重。过了不久，我去探望，告诉他"病已经好了，明后天就可以下床活动了"，没想到他却惋惜不已似的。在我的追问下，他道出了心里话："以前自己从来没生过大病。这次生了病，大家都来看望我，关心我。生病之后，才知道家人是多么在乎自己，就连一向凶巴巴的太太也细心地照顾我。您告诉我病已经好了，可我真巴不得生病的时间再长一点啊！"于是我回答他："那你可以不来找我，这样你就可以在病床上度过余生，连上卫生间也得由别人搀着扶着，你的太太也就真成了你须臾不离的另一半！如果你希望过这样的生活，当初就不该来找我嘛。"可是，他又说："我只是想得现在这样的小病。"

　　其实，每个人心里都或多或少有这样的想法，只不过这一位毫不掩饰地说了出来。例如，有人牙疼，你同情地问"挺疼的吧"，他可能会嘴硬地说"没事没事"。可让他去倒杯茶或挑水什么的，他则可能嘟囔"我还害着牙疼呢"。有人感冒时，即便托他帮点小忙，他也可能以感冒为由堂而皇之地拒绝。如果别人再坚持一下，他就会开始发热，完完全全地表现出感冒的症状。

潜意识的反抗

同样，心理因素对感冒的调理和痊愈也有很大的影响。如果忽视了心理因素，仅仅按压第五胸椎和第一腰椎，也许很难指望患者会顺利度过感冒发病期。正如有些成人也会喜欢生病一样，孩子的感冒也可能因为父母的一句话而很快好转或久拖不愈。不问青红皂白地责骂，孩子当然会心生反感，这种内心的反抗常常在皮肤上表现出来。人们感到害羞时，面色会发红；内心产生反抗时，皮肤就会收缩。皮肤收缩后患上感冒就容易出现荨麻疹等症状，成人则容易患皮肤病。皮肤对心理反应十分敏感，内心稍有波动，脸色就会发红、变青，皮肤的呼吸也会随之发生变化，从而引起感冒或其他疾病。出疹子、各种皮肤病和感冒，特别是出现皮肤症状的感冒都与情绪变化有着十分密切的关系。刚刚出现感冒症状时，用力按压第五胸椎，然后手突然撤离，偏向性疲劳得到调整，发病期一般很快就会结束。如果事先告诉患者这样可以调理感冒，患者反而可能出现不想痊愈的心理，或产生抵触情绪，结果感冒反而加重。

一旦潜意识中存在抵触情绪，那么很多因素都会成为感冒的诱因。衣服穿多了会感冒，穿少了也会感冒。按压胸椎也未必奏效。特别是父母一厢情愿地强迫孩子进行感冒调理时，感冒症状反而可能急剧加重 。这时，一句贴心的问候和一碗甘甜的红豆汤团可能更加有效。对感冒有效的方法不少，如果以为只要采取某种方法就可治好感冒，那就未免太单纯了。一句关心的话语，感冒可能很快好转，一句责备的话则可能使病情加重。

大冷天时，孩子出门跑腿，可能会感冒。可是，同样是冷天，孩子在室外放风筝却完全没事。一个偶然的因素，触发了某种情绪，感冒就可能乘虚而入。因此，调理感冒时，应避免诱发患者潜意识中的抵触情绪。

疾病的发病期即将结束时，患者有时却可能萌生继续缠绵病榻的心理需求，结果病情出现反复，我将这种情形称为"恋病症状"。当患者心存不满时，你要告诉他病已经好了，他可能反而会期望病情加重。有些孩子受了小伤，却一层又一层地缠着厚厚的绷带，一副小心翼翼的样子。其实，任何人都不同程度地存在这种心理，从而出现恋病症状。

有的孩子感冒后，父母带到我的讲习所来进行调理，发病期很快就结束了。可孩子下次感冒时，一听说父母还要带来找我，就可能突然发高烧，这样的情形不少。也许，他们并不愿意感冒马上就好，发烧了还能在家多呆几天呢。因此，只有充分应对患者的这种恋病心理，才能成功调理感冒。对于那些可能出现恋病症状的患者，或者病情反复的孩子，只要充分应对其心理因素，调理感冒自是"小菜一碟"。

相反，如果忽视了感冒的心理因素，只是进行手法调理，效果则可能因人而异，有的人发病期很快结束，有的人却久拖不愈，有的人甚至症状加重。按压脊椎并进行愉气，感冒发病期也可能反而拖长。这时，就应充分考虑心理因素的影响并予以应对了。

心里的"虚"与"实"

"啊哟，真冷啊！"刚刚打了个寒战，就真的感冒了。

如果出现寒战时深吸气，聚气于腹部，然后再呼气，就不会感冒了。又如，手被割破了，心里发慌就会血流不止，保持镇静反而不会出太多血。被火灼伤时，也不要惊慌失措，记得聚气于腹部，就不会出现燎泡。有人以为，烧伤面积大，所以出现燎泡，其实不然。那些窒息后大面积烧伤的人，身体表面并无燎泡，更别说烧死的人啦。越是平时小心谨慎的人，烧伤之后就越容易出现燎泡。所以，燎泡其实是受惊吓后自我防卫的心理体现。聚气于腹部时，握一下烧红的火钳也不会出现燎泡。

以前，我在讲座上讲，只要心里保持镇静，不要惊慌害怕，伤口就不会出血。可是，大家都半信半疑，于是，我准备了一根很粗的针，让前排的一位学员伸出手来，"嘿"的一声，用针使劲一戳，然后在他重复说"不疼，不疼……"的当儿，又将针拔出来。果真，没有出一滴血。此外，我还突然将烧红的火钳伸向旁边的一位学员，让他聚气于腹部，握一下火钳，虽然皮肤有烧灼伤，却没有出现燎泡。结果，这样一来，每次讲座谈到这个话题时，坐在前排的学员都悄悄往后挪，离我远远的，谁也不愿意坐在我面前了。没办法，只好停止这样的试验，已经将近20

年了吧。最近，我正在考虑是不是请大家再配合做一下这个实验。现在正流行烧烤，也许烤串用的铁扦不错，如果有人自告奋勇的话，我可以为他再试一次。

刚开始做这样的实验时，我还以为是我发出的"嘿"的一声，使他没有流血或疼痛呢。后来我发现，真正原因是对方的注意力被转移到我的吆喝声上，忘记了害怕，所以既没有出血，也没有感到疼痛。疼痛呀，出血呀，都与当时的心理状况有关。从那以后，我不再大喝一声，而是设法转移对方的注意力，结果也是一样的。

以前，我被人当成了"气功师"，别人牙痛，我只需进行按压和愉气，再发出"嘿"的一声，就能止痛。我还曾为此自鸣得意。后来看到别人被针刺后，居然也不出血，我还感到有些小小的失落，恍然明白我的"嘿"声只是帮助对方转移了注意力，不过是一块"惊堂木"而已。从此后，我在调理时就不特意发出"嘿"的一声了。其实，很多感冒也与一时的心理状况有关。意识到要感冒时，立即吸气、聚气于腹部，感冒大多会因此而消失。

当别人按住自己的疼痛部位时，尽量保持放松，就不会感到疼痛，而肌肉过分紧张用力，疼痛就会加倍。同样，感冒之后，告诫自己不会感冒，症状反而会加重。已经感冒了，再在腹部聚气、呼气，心里只会产生抵触情绪，症状也会加重而不会减轻。

人们常说"要与病魔作斗争""要战胜疾病"之类的话，殊不知，这种心态只会加剧病情的发展，有百害而无一利。当然，对于感冒，一般人还不至于特别紧张。以前，人们碰到肺结核之类的大病，就会如临大敌，摆出一副"试与疾病争高下"的架势。如今，随着医疗技术的进步，肺结核已经不再可怕，癌症转而成为人们新的关注点。医学界的人士也常常提醒人们争取尽早发现体内癌细胞，从而"战胜癌症"。不过，一些患者在听说自己患了癌症之后，下定决心与癌症斗争到底，结果反而激起内心所有的消极情绪，在这种反作用下，癌症反而急剧发展。

与疾病抗争的心理，反而可能使病情不断加重。得病之前，加强防范可以预防疾病；得病之后，高昂的斗志反而会带来不良后果。因此，普及心理卫生知识时也需区别对待。打了一个寒战，立即在腹部聚气，呼气，可以防止感冒。感冒之后，再拼命与之对抗，则可能加重病情。

想象在身体上的表现

那么，人的潜意识通过什么形式表现出来呢？例如，一个人无论怎么给自己壮胆，无论将自己想象得多么强大，可是一到黑暗处依然会害怕，甚至越是提醒自己不要害怕，脊背越是发凉。同样，见到梅子分泌唾液，听到巨大响声身体"咯噔"一下，这些都是潜意识在身体上的体现。潜意识是内心感受不到的，它以身体的行为和动作等表现出来。

例如，本以为42℃的热水泡澡应该感到很舒适，但是泡完澡之后，身体皮肤却根本没有变红。相反，本以为温度恰到好处，一不小心泡的时间过长，全身却变得通红。泡澡时并没有什么异样，出来后才发现有的部位变得通红，有的部位仍然发白。皮肤对水温的感觉自有它的标准，与我们的意识无关。正如除了心灵，身体也可以感知；而潜意识的感知却以身体的变化体现出来，尽管并不一定意识得到。在日常生活中，常常会碰到这样的情形：平常自以为胆大、在别人眼里也很勇敢的人，遇到突发事件时却浑身发抖，手脚都不听使唤。

　　以前，有几个朋友一起喝酒，突然一个壮汉打了进来，大家都吓得落荒而逃。只有一个人坐在原地，岿然不动。逃窜之际，大家都交口称赞他"处之泰然、胆识过人"。等到闹事的壮汉走了，大家才回来重新开始畅饮。喝完酒，准备离开的时候，只有那个人还是坐着不动。仔细一问，才知道他吓得闪了腰，根本动弹不得，于是大家送他一个绰号"泰然居士"。他的朋友见他动不了了，便打电话向我求援。我赶了过去，其实我只要在他腰椎上按压一下，他便可恢复正常，行走自如。但像他这样在大庭广众之下吓得闪了腰、动弹不得，却又一下子被治好了，面子上未必挂得住。如果不巧妙施治，可能反而会引起疼痛，更加动弹不得，最后可能不得不用担架抬到医院才能治好。明明脊椎已经调理好了，却还是动弹不得，这样的情形并不罕见。于是，我在调理时告诉他："越是有胆识的人，腰椎越灵活，你的腰椎是有些灵活过度了。"调理结束后，我鼓励他说："没有胆识的人是站不起来的，你没有问题吧?"这样一说，他立刻就站了起来，大概不希望被别人当做胆小鬼吧。我说那番话的用意就是给他以心理暗示，把自己想象成一个有胆识的人。心里一想象，人就站起来了。人的意志并不能完全指挥身体，不过，如果经过大脑进行想象，往往就能够"梦想成真"。

例如，无论怎么使劲，一个人的脸也不会无缘无故地变红。可是，只要回忆起自己过去的丑事，即使周围没有旁人，也会不由自主地变得面红耳赤。另外，当一个人想起恐怖的事件时，哪怕靠着热乎乎的火炉，也会感到浑身发凉，脸色变得发白。因此，与坚强的意志、不懈的努力和好强之心相比，想象力往往更能够影响人们的身体。给那位闪了腰的人调理时，我就引导他将自己想象成一个勇敢的人，等到腰椎调理好，症状也就自然消失了。当然，不纠正脊椎异常，仅仅靠心理引导无法调理疾病；而单纯纠正脊椎异常，忽视心理引导，也可能使症状加重。只有调理脊椎和心理引导双管齐下，才能取得令人满意的效果。

引导想象的方向

应对感冒心理的方法很多，掌握起来并非易事，但只要记住最关键的一点，即引导患者的想象方向，并同时用愉气法进行调理，就可以取得良好效果。如果想象的方向出现偏差，则无论愉气法的技术多么高超，都很难产生效果。不仅是愉气法，整体指导也同样如此。为患者进行整体调理时，越是竭心尽力，就越容易引起猜疑：这么使劲地为自己进行调理，一定是病得很重吧？于是病情愈加恶化。

调理遗尿也同样如此。越是竭力为患者进行调理，患者反而容易形成"我容易遗尿"的观念。调理时并不特意强调，效果反而会自然显现。一旦明言是为了调理遗尿，患者的意识就可能被强化，遗尿也由偶尔变为习惯，进而感到自卑、自责，"真没出息，还遗尿呢"！

人们常常在不经意中形成某种观念，所以如何正确引导想象的方向非常重要。例如，当孩子遇到失败时，家长只需与孩子共情，就事论事即可，切不可上纲上线，否定孩子的人格，说"你真是个笨蛋啊"之类的话，否则孩子真可能认为自己笨。如果家长再不时对孩子耳提面命"笨鸟先飞、勤能补拙"之类的格言警句，那他们实在是太不了解人心了：头脑本不聪明，再努力学习有什么用！

一旦形成某种观念，再小的行动也难以靠意志纠正。

孩子一旦觉得自己"是个笨蛋",无论家长怎么严格要求，孩子还是会背着大人偷偷地玩，或是坐在书桌前发呆，成绩也随之下降，并进而开始厌学。有时父母骂孩子"笨蛋"，是为了用激将法鞭策孩子奋发努力，但是"笨蛋"二字却将孩子的想象引上了相反的方向，"我是笨蛋，脑袋不好使。可是，老爹老娘的脑袋都不好使，我能聪明到哪儿去"？孩子的自卑感更严重，结果无论怎么努力学习，成绩还是上不去。

调理感冒也同样如此。如果进行愉气时，一心想着尽快调理好感冒，以便向家长交代，于是更加尽力，可效果往往令人失望。所以用愉气法进行调理时，必须一气呵成，举重若轻，不要摆出一副如临大敌的样子，否则会让患者感到担心和害怕，或者下意识地往严重的方向想象。患者受到消极的心理暗示，再怎么努力也难以调理好了，身体是随想象而行的。

"今天是鳗鱼吧，味道真香啊！"这样想时，胃内早开始分泌胃液了。如果想到的是难吃的油炸鸡块，食欲也许会因此消退。身体随想象而行，用愉气法为患者进行调理时，一定要牢记这一点，尽量放松，避免误导患者的想象。

总之，一定注意引导患者往积极的方向想象，任何情况下都不要企图以意志去与想象对抗。要善于运用想象进行诱导。不要强迫孩子"认真学习"，这样说只会让孩子感到失望，更加想玩。关于引导想象的方法，如果要详细地进行介绍，恐怕几年也说不完。以上我所讲的只是引导想象的要点。因此，调理感冒时，既不可掉以轻心，以为会手到病除，也不要如临大敌，摆出一副严阵以待的架势。

　　当然，关于想象方向，也明显存在个体差异。有些人非常敏感脆弱，有些人则可能非常坚强，感受方式也因人而异。例如，同样是一句愤怒的叫骂"畜生！"，有人会觉得受到了莫大的侮辱，也有人只会觉得是对方没教养。因此，进行心理引导时，也要注意因人而异。

　　需要注意的是，想象一旦形成观念，是很难靠意志去改变的，而且观念也会真的变成现实，在身体上体现出来。有些妈妈害怕孩子受凉感冒，总是给捂得严严实实的，结果天一变冷，孩子准会感冒。有些妈妈担心孩子营养不良引起感冒，结果只要营养稍微跟不上，孩子就会感冒。睡相不好会感冒，烤火会感冒，泡澡水不热会感冒，越是担心的人，越容易因此而感冒。而我则希望自己不时来点感冒，趁机调整身体的偏向性疲劳，改善逐渐变得迟钝的身体，可感冒就跟捣乱似的，反而很少"光顾"了。

结果，一心想感冒的人，感冒却总是姗姗来迟，看来感冒也未必随人愿啊。也许正是我有了自己不会感冒的观念，感冒才不再来了吧。好不容易开发出感冒的利用法，自己却不再感冒了。我一直向大家宣传感冒的功效，并教授利用方法，也许这才是我的"最佳感冒预防法"吧，因为这样一来，大家反而不会再感冒了。感冒的起因并不是细菌，注射疫苗预防感冒的消极心态，反而容易诱发感冒。

小病大治与大病小治

说到感冒，单纯从生理角度来讲，只要对第五胸椎和第一腰椎进行按压和愉气，就不会有什么大碍，不过，除此之外还有很多复杂的问题足以影响感冒的病程。感冒好得太快，可能会觉得意犹未尽；如果觉得自己的症状被看轻，则有可能突然发起高烧。感冒了，正享受难得的病人特权，却被告知没什么大事儿，当然得表现点儿什么，于是就发起高烧。一个人对自己的愉气法有了信心，一不小心就容易看轻别人的感冒，就好像看到别人的新提包，脱口而出："这是便宜货，特价商品吧？"对别人的感冒，可不能这样轻言。

每当有患者问我"能不能泡澡"时，我总要先确认对方能够完全领会我的意思，然后才回答"可以泡澡"。如果我并不了解对方，或判断对方不可能领会我的意思，我一般会回答他"还是小心一点为好"。患者总是喜欢听到"感冒之后不能泡澡""要忌嘴""保重""要小心"之类的话，因为这样会为他们的病情平添几分严重性。比如30日元买来的打折品，你要猜它值150日元或者500日元，对方一定会感到高兴吧。同理，在充分了解患者的心理之前，一定要慎言"不要紧、不需要调理""明天早上身体就可以恢复""可以泡澡""不用特别小心"之类的话。如果一不小心说出这样的话，对方的感冒可能立即就会加重。因此，像"要小心保重"之类的话，作为社交辞令，就让人相当受用了。叮嘱"不要错过了治疗时机""要注意身体"，总是万无一失的。说得更明白一点，将病情越往严重的方向说，也许更保险。只有对内行人，才可以说"这种小病不用调理"，对方也才能坦然接受。对愉气法初窥门径的人，信心容易膨胀，切记不可轻言感冒的轻重。

当然，这并不是为了告诫大家不要过于自信。其实，调理感冒也不需要太多的自信。我只是想告诉大家，患者的感受性有时可能妨碍调整身体的偏向性疲劳，甚至会使病情加重。心理因素对感冒的影响非常大，所以一定要在理解患者心理状况的基础上，再采取适当的方法进行调理。

调理麻疹也是一样。前不久，我的一位学员一下子调理好自己家里两个得麻疹的孩子。家里一个孩子得了麻疹，调理起来并不困难，但是两个孩子的调理就比较困难了。前一个孩子的病调理好了，另一个孩子也会跟着好起来吧，人们一般很容易这样想。不过，常常事与愿违，另一个孩子总是不见好转。因此，对第二个孩子的病情，尤其应该谨慎，否则难以见效。不要想当然地以为，既然调理好了一个孩子，对在同一个家庭的第二个孩子就可如法炮制。其实，正是因为家里之前有一个孩子生过病了，第二个孩子才特别难以调理。调理好几个孩子的麻疹和调理好一个家庭前后发病的两个孩子，其难度不可相提并论。如果只凭借技术，而忽视了心理变化对身体的影响，病情可能在彻底恢复之前又重新恶化，几度反复。因此，我那位学员一下子调理好同一家庭两个孩子的麻疹，实在是一件了不起的大事，我特意好好表扬了她。

仅仅一个孩子得了麻疹，调理起来并非难事，只要对着麻疹的硬结进行愉气即可。另有一位已经做了母亲的学员，也调理好了自己孩子的麻疹，想来母亲的权威也起了不少作用吧。而前面那位学员调理的可是自己的弟弟妹妹，难度更不一般。不过，到她家里一看，她的话比妈妈的还管用，调理好弟妹的病也在情理之中了。不过，为家里两个孩子同时调理麻疹，难度实在是相当大的。

正是因为大家都认为麻疹是一种较为严重的疾病，思想上较为重视，所以调理起来比感冒更容易。没有人因为别人的癌症治好了，就会乐观地认为自己的癌症也能够轻松治愈。不过，同样是重病，后得病的人治疗起来并不比先得病的人难吧，人们通常容易这样认为。正是这种轻视的心理，第二个人或第二次得病才更难治。也正是有了轻视的心理，感冒才容易引发其他疾病，所以被称为"百病之源"。只有充分应对感冒的轻视心理，才能使感冒终止于感冒，从而避免出现其他并发症。

感冒本来不是什么大病，但是如果病情出现反复，就很难对付了。重病往往都是由小病处置不当引起的。学会了愉气法，请一定善加利用，让感冒终止于感冒。充分考虑患者的心理因素，剩下的只要按部就班地进行调理就可以了。

我还想补充一点，怨气、牢骚和抵触情绪都可能引起感冒。但是，并不是非要消除这些负面情绪，感冒发病期才能结束。例如，当对方以自己的情绪为借口时，并没有必要去消除引发他情绪的源头；当对方希望得到关心时，也没有必要特意地对他多多表示关心；当对方感到嫉妒时，也没有必要去消除他的嫉妒心理。对引发对方感冒的心理因素，完全没有必要一一表示同情和理解，否则后果不堪设想。因心有怨气而感冒的人，送他一只手表，也许能平复怨气，但对感冒的调理却了无益处。满足了一个要求，又会有新的要求产生，结果是没完没了。因此，调理感冒，切忌以满足心理需求为第一要务。更重要的是，引导患者通过想象，消除自己内心的不满和怨气，在发病期结束的同时，也获得心灵的宁静。

度过感冒发病期的要领

顺利度过感冒发病期的要领如下。

（1）放松身体

偏向性疲劳的部位往往难以松弛，躺在床上也无济于事。因此，可以根据自己的体癖，在就寝之前练习相应的整体体操①，以缓解偏向性疲劳。不过，平时进行活元运动诱导练习的人，只需选择一个自己觉得舒适的睡姿，身体就可以得到放松了。

（2）防止受凉

尤其注意排汗时不可吹风，还有发热时不可受凉，当然不发热时也不可受凉。

（3）热疗

感冒后可以用以下方法进行热疗，同时在热疗后注意保暖。

用毛巾热敷后脑部40分钟。注意只用一条毛巾，

---

① 整体体操，又称体癖纠正体操，旨在纠正身体过度的偏向性运动，按体癖分为十二种类型。

需折叠成小方块，不时浸热水，拧干后再敷。热敷后脑部时，若体温尚未上升到最高位，则可能继续上升，然后才开始下降。

喉部疼痛时进行足浴，热水没过足踝泡4～6分钟。擦干后，皮肤尚未变红的一侧再多泡2分钟。水温比泡澡时的舒适温度高2℃左右。

（4）不要阻碍排汗

用干燥的热毛巾擦拭身体，排汗期间不要忙着更换内衣。等排汗结束后再更换上烘干的内衣。同时注意身体不可受凉，以免排汗受阻。

（5）感冒病程中的关键时期

发热后体温回落、低于正常水平期间，应注意卧床静养。体温恢复正常后，立即下床活动，不可保养过度。这两个时期是感冒病程中的关键时期。

（6）注意多喝水

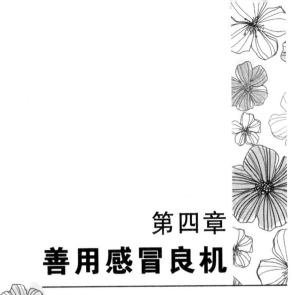

第四章
善用感冒良机

87

趁感冒时调理脊椎

前面，我以感冒为例，向大家介绍了调理脊椎的方法。大前天，一位应该听过这个讲座的学员打电话问我："我感冒了，该怎么办啊？"我说："正好啊，用自己的身体做实验，领会整体的真谛呀。"谁知他却为难地说："可是我的手够不到脊椎啊！"原来，他本末倒置了，以为调理感冒就是调理脊椎。其实，我的本意是利用感冒的机会调理脊椎，而不是说不调理脊椎，身体就得不到调整，感冒发病期就无法结束。

观察脊椎的状况，就如同在十字路口看清交通信号再过马路一样，目的是做到"红灯停、绿灯行"。真正调理脊椎的不是靠手，而是感冒本身。仔细观察脊椎发出的信号，充分利用感冒的时机调整脊椎的偏向性疲劳，这就是整体的方法。而前面那位学员显然误解了我的意思，以为必须先调理脊椎，感冒发病期才能结束。

说起交通疏导，前天我从狛江出发到讲习所，竟然花了一个小时，而这段路平时只需十五六分钟。不知道什么原因，路上的车排起了长龙，一直堵到多摩川大桥。我拐入堵车的行列后，还没开出 1 米就停下来了，完全无法向前移动。路上的拥堵几乎和市中心一样，前进 1 米，停 5 分钟，然后再前进 1 米，再停 5 分钟，走走停停，好不容易来到了成城附近的三岔路口。直到这时，我才明白堵车的真正原因：原本没有交警执勤的路口，今天来了两个交警，正在那里手忙脚乱地指挥着交通。平时这儿开车转弯畅通无阻，今天有了交警的疏导，反倒无法顺利转弯了。他们指挥交通的水平实在太烂了，我抬头一看，敢情是两位憨实的乡下青年啊，没准儿以前连汽车都没有见过。只见两人手忙脚乱、汗流浃背地忙活着，后面的车却越来越多，全都堵在一起动弹不得。他们紧张的样子倒不免让人心生同情，而拜他们所赐，从神奈川到东京的车全堵在这一条路上了，只有他们所站的三岔路口空着。

好不容易来到日比谷，相比之下，这儿的交警就能干多了。路面车流量太大，显然仅仅依靠交通信号难以疏导。只见这位交警吹着哨子、打着手势，汽车随之顺利分流到各个方向，疾驰而去。同样是打手势、吹哨子，经验丰富的交警指挥有方，车流畅通无阻；而初出茅庐的交警却只是添乱。做同样的事情，技术水平的高低，带来的结果就大不一样了。换一个哨子，只要吹的人不变，该堵还是得堵，与哨音无关。

哨子相同，只因指挥水平不一样，车流状况就迥异，这与哨音无关。调理脊椎也是同样的道理，单纯按压脊椎并不能达到整体的目的，它需要确定需调理的椎骨，了解椎骨的感觉变化，瞅准调理的时机，然后才能进行调理，这非常关键。比起日比谷训练有素的交警，成城路口的交警哨子吹得更响更卖力，可后面的车还是照样堵成一条长龙。调整脊椎也同样，并不是力气花得越大效果就越好。

等到真正掌握了调理脊椎的方法，我们就会发现，脊椎的调理成功与否，不仅会对感冒发病期的长短产生影响，而且发病期结束后的身体状况也会迥异，有人变得更加健康，有人身体依然迟钝。同样是感冒，发病期间的应对方式不同，结果也大相径庭。

学会了调理脊椎的方法，就可在自己感冒时积极加以实践。别人的身体感觉如何，只有通过观察、触摸、感觉才能了解。而对于自己的身体，只需活动脊椎，就可感知哪些部分僵硬、哪些部分活动困难、腰能不能弯曲、手臂能不能伸直等。细心感知自己的感冒症状和脊椎状况，无疑是领会整体真谛的最佳捷径。对感冒应该心怀感激，密切关注身体各个部位发生的变化和时间，全面了解发病期的身体变化过程。实践出真知，仅仅靠道听途说和照葫芦画瓢，是无法真正领会、掌握调理脊椎的关键的。

在感冒中亲身实践、学会了整体的方法，就可以在他人身上尝试一下了。这时，就可发现，于己有用的方法却并不一定适用于他人，人们的身体千差万别，在脊椎调理中也同样存在个体的问题。关于体癖，与其通过看书、听讲等方式获得相关知识，还不如在整体实践中，仔细观察每个人身体运动方式的差异，切身体会各种体癖特征。

在感冒流行的季节，注意观察脊椎的变化，自可领会调理脊椎的真正意义。一定要充分利用自己的感冒，多加实践，彻底领会整体的真谛。

依序松弛身体

感冒之后，首先应放松身体，充分休息。身体完全放松、发汗之后，偏向性疲劳得到调整，发病期也就结束了。不过，有时即便想放松身体，一些部位仍然会显得非常僵硬。这时，可以有意识地使该处受力，然后放松。难以松弛的部位一旦受力，就容易放松了。松弛的部位也有顺序，因人而异。受力、松弛，依序进行，即便是过度疲劳的部位也会自然得到松弛。

松弛身体的僵硬部位应依序进行，不可肩酸顾肩，腰疼顾腰，否则就与在交叉路口手忙脚乱、只顾眼前而顾不上后面车流的交警没有什么两样。咳嗽忙止咳，发热忙退烧，脚痛先顾脚，只顾眼前的症状，并一一进行处理，是无益于调理感冒的。路过餐馆，察觉自己了无食欲；回到家，发觉自己绵软乏力，于是忙着进行"对症下药"。这些只顾眼前、忽视整个病程的行为，都会妨碍身体恢复整体平衡。交警只有把握整个车流状况，并意识到下一个路口的红绿灯，才能有效疏导交通。只顾"哗哗哗……"乱吹哨子，卖力地指挥，不掌握整体车流和时机，是不会有效果的。无效的行为，就是多余的行为。感冒也一样，多余的处置只会扰乱身体调整偏向性疲劳的过程。无需吃药，只需彻底松弛身体，发病期反而可能更快结束。

身体得到松弛、继而发汗后，感冒发病期也就结束了。如果身体僵硬程度严重，可能还会发热，这也是调整身体的偏向性疲劳、促使发病期顺利结束的自然方法。肩部僵硬时咳嗽，鼻塞时打喷嚏，都是身体自我放松、促进发汗的方式。腰疼，则表明腰部还没得到松弛。静观病程经过，身体依序得到松弛，感冒发病期自可结束。

身体得到松弛、调整之后，还要注意充分休息。退烧后体温降到正常水平以下时，须卧床静养。同样，腹泻时可照常进食，一旦腹泻停止，也需注意饮食。感冒发病期间偏向性疲劳部位得到调整，其后必须使之得到充分休息，这样，感冒痊愈后身体才会变得更加健康：脸上的气色格外清新，整个人犹如蛇蜕皮后一般，重新充满活力。否则，感冒痊愈后身体就会仍感沉重或食欲不振。本来，感冒就犹如清除身体的污垢一般，是调整身体偏向性疲劳的自然整体法。不要将感冒视为疾病，对比感冒前后身体的变化，就可深深体会到这点。

身体迟钝，感冒加重

近来，每到感冒流行的季节，感冒的人越来越多，发病期也变得更长，而且症状也有日趋严重的倾向。其实，更准确地说不是症状加重，而是感冒的人身体变得更加迟钝了。最先感冒的人身体较为敏感，很容易出现感冒症状，而身体迟钝的人则只有在症状相当严重时才发觉自己感冒了，正是身体的迟钝使感冒症状加重。现在（2月左右）感冒的人身体是比较敏感的，到春分时才感冒的人，身体就相当迟钝了。而身体更加迟钝的人，春分之后也不会感冒，更可能出现脑出血、癌症、肝硬化等其他疾病。迟来的感冒，也说明身体的迟钝状态还没有达到无可救药的地步，而且，还能感冒已经是幸运的了。感冒还可缓解神经痛、风湿病，对癌症和血管硬化也有一定的效果。因此，身体能感冒时，还不是最糟糕的。

发热时，体温可能上升到 39℃、40℃，还可能出现肌肉酸痛、恶心，以及类似流感的严重症状。其实，感冒症状虽然加重，也属于自然的病程范围，无需特别担心。这只是因为身体迟钝，以至感冒来得迟、症状集中出现而已，身体仍会依偏向性疲劳程度依序得到松弛。

找准调理的关键部位

第三、四胸椎间的间隙变小时，锁骨窝处会出现硬结。这时，只需对第三、四胸椎和锁骨窝进行愉气，身体就会得到调整，感冒发病期也自会结束。无论是严重的腹泻，还是剧烈头痛，只要第三、四胸椎间的间隙变小，锁骨窝处出现硬结，都可使用此法进行调理。最后按压锁骨窝，手臂感到酸麻，就说明调理感冒已经成功了。牙龈炎、中耳炎也可用此法。同样的感冒症状，如果第五胸椎向外突出，则需对第六、七颈椎进行愉气；如果第十胸椎向外突出，则对第三、四颈椎进行愉气。第十胸椎出现扭转，是身体难以松弛、感冒病程受阻的表现，也是泌尿系统出现异常的前兆。这时，可对第十胸椎和足底进行愉气，以顺利度过发病期。

严重的感冒症状仍然属于感冒的表现，只说明身体变得迟钝，偏向性疲劳程度增大而已，调理感冒的方法仍然是一样的。相反，即使症状比较轻微，也要抓住卧床静养的时机，充分休息，切不可掉以轻心。无论感冒症状的轻重，身体都是出现了偏向性疲劳，只有得到调整后，感冒发病期才能结束。例如，咳嗽停止了，但第五、六颈椎间的间隙仍然较小，或第十胸椎的扭转状态仍未改善，那么身体就未得到完全调整，感冒症状消失后，身体也不会有焕然一新的感觉。实际上，感冒症状消失后出现肾脏异常、呼吸系统异常、神经痛等，都与感冒发病期间偏向性疲劳未得到调整有关。

不管症状轻重，调理感冒的方法和关键之处都是一样的，就像无论路上车流多少，交通疏导的方法都没有什么区别一样。即使到了夜间，路口的红绿灯仍然要交替变化，不能因为车流少而停止使用，否则就可能出现比白天更严重的交通事故。即便感冒症状轻微，也需按顺序确认偏向性疲劳部位。使用整体法调理感冒，看到患者得到恢复，有时候可能产生一种错觉，仿佛是我们治好了患者的感冒。

交警吹哨子，车流停止；手上抬，车流前进，交警是否也会产生错觉，以为是自己的手臂在直接操纵车流呢？也许真有傻瓜会那么认为吧。没有坐在车里开车的人，交警再怎么使劲地吹哨子，管什么用呢！当然，成城路口和日比谷的交警，同样是吹哨子，效果却大相径庭：一边是拥堵不堪，一边却是畅通无阻。显然，哨子不是堵车的原因。

经常有学员问我，胸椎调理后该是足部了吧，或是第十胸椎调理后，又该是哪儿呢。其实，不了解感冒后身体偏向性疲劳的自然调整过程，调理哪儿都没有用。无论是练习整体体操，还是使用整体操法，都是无济于事的。最重要的是了解偏向性疲劳的自然调整过程，然后因势利导，整体的最高境界就是完全顺应偏向性疲劳的自然调整过程，真正做到"无为而治"。领悟到这一点，就会发现不仅感冒是如此，身体其他任何异常也是同样的。现在正是感冒流行的季节，所以以调理感冒作为入门教育，让大家借此领会整体的真谛。其实，无需身体出现异常才进行调理，即便是平时，也要坚持正确的身体运动方式。

解读脊椎的信号

让我们重新回到先前的话题。当身体某些功能下降时，相应的脊椎就会出现异常，包括感觉异常和位置异常。例如，吃得过饱时，第五、六胸椎的棘突会出现压痛；饮食不洁时，第八、九胸椎会出现敏感痛；胃部长期不适，第五、六胸椎活动性会变差。胃溃疡的博阿斯压痛点①位于第十胸椎棘突两侧；食物难以下咽的人，第四胸椎会出现敏感痛；消化不良则第一、二腰椎会出现压痛。一个人无论怎样强调自己饮食有节，其实最有发言权的还是他的身体，因为身体从来不说谎，总会及时发出相应信号。只要仔细观察脊椎的变化，就会对身体状况了然于心，这并不难，任谁都可以学会。

不过，这并不意味着只要调理脊椎、纠正脊椎的位置，与之相应的身体功能就会得到恢复。脊椎的变化源于身体内部的各种异常，仅仅按压或伸展脊椎只是治标不治本的办法。就像照镜子时发现脸上的污点，无论怎么擦镜子，

---

① 博阿斯（Boas）压痛点：指第十至第十二胸椎棘突两侧的压痛点。

脸上的污点还是去不掉一样。身体功能下降时，与其借助外力——纠正，不如着手调整全身平衡，效果会更好。

顺应生理周期节律

当然，调整全身平衡也有时机的问题，瞅准时机、及时调理身体的偏向性疲劳，正是整体操法的要诀之一。一味用蛮力，急于求成，反而会破坏身体的整体平衡。人得了病，谁都希望尽早好起来，这是人之常情，可以理解。不过，俗话说：病来如山倒，病去如抽丝。是顺应偏向性疲劳的自然调整过程，善加利用，还是拔苗助长，欲速则不达呢？就像前几天从多摩川大桥至成城路口的大堵车，要想让某一辆车单独"飞"到前面去，那是根本不可能的。同样，生命自有其时间序列，不论怎样心急难耐，仔犬仍需两年才能长大，而两岁的幼儿更不是成人。

观察人体的生理周期，瞅准调理的时机，这是整体法的基本。掌握了这一点，再根据整体法的原理，适当调整身体的偏向性疲劳部位，感冒发病期自会结束。不要以为自己的手摸不到脊椎，就无法为自己调理。其实，任何身体运动，都会带动脊椎，而脊椎的运动，同样也会牵动全身。了解自己身体的人莫过于自己，感冒之后，多多活动身体，找到脊椎中活动性差或感觉异常的部分，体会偏向性疲劳部位的自然调整过程，再进行相应的调理，自会对感冒病程与身体的变化、整体调理的精妙之处了然于心。对立志修行整体法的人来说，感冒实在是求之不得的学习机会。细心感知自己身体的变化，感受身体松弛、收紧的时机和部位，领悟变化的原因，感冒就会变成一种大好的学习机会，而且充满乐趣。在愉悦中度过感冒的发病期，偏向性疲劳部位也会得到相应调整，而视感冒为大敌的人则可能妨碍偏向性疲劳的调整。

"明天就要出门，今天还偏偏感冒了，真讨厌！"以此对老公抱怨不休的人，偏向性疲劳的调整进程变缓、感冒发病期拖长也就不足为怪了。今天也有几位因病缺席的学员，我倒是很想知道他们感冒时的心境。如果他们也对感冒心怀成见，一心想感冒尽快痊愈，那我倒要怀疑他们是否掌握了感冒调理法的关键。调理感冒如同交通疏导，不是整体操法一上，感冒就会立即退避三舍的，这可不是快刀斩乱麻的游戏。

治疗疾病需顺应生理周期节律。神经痛也不是一下多吃几种药就可以缓解的，听说京都有个人就因过量服用伊格比林（Irgapyrin）而死了。人死了，神经痛倒是消失了，可事情不是这么一回事儿。"手到病除"倒是能把人治死，于调理身体并无益处。快速止疼只会让身体变得更加迟钝，而利用疾病之机调理身体，身体则会变得敏感，疼痛也会暂时加剧。身体调理后会变得松弛、乏力，继而疼痛加剧，排泄增多，最后疼痛才慢慢消失。人的生命活动总是遵循一定的规律，是一个自然的过程。其实，所谓"手到病除"，多少有些不切实际，发病期也许结束了，但身体的僵硬、偏向性疲劳却并未得到缓解，只是患者本人或施治者并没注意到这一点罢了。又如，跪坐的时间久了，腿会麻痹。站起来，酸麻的感觉更厉害，要稍过一会儿才能慢慢恢复。跪坐久了，腿部麻痹，感觉迟钝的人却察觉不到，站起来就走，于是就跌倒。前不久，一位患者腿部骨折，一问，原来是进行茶道时，长时间跪坐，起身出门一下子滚到院子里去了，她对麻痹的感觉就很迟钝了吧。追求一气呵成、快刀斩乱麻的效果，是与利用疾病之机调整身体偏向性疲劳的做法背道而驰的。

疾病不是可战胜或征服的，需如交通疏导一般，充分发挥身体的内在力量，顺应偏向性疲劳的自然调整过程，做到该松弛时松弛，该按压时按压，身体才会得到调整。生病了，不以尽快恢复为要，而是善用疾病的时机，充分发挥身体的内在力量，调整身体的偏向性疲劳，使之恢复整体平衡。

人的生理变化因内在需求而生。疼而止之，不足以补之，困而助之，凡此种种，以外力调节身体的做法只会削弱身体的自我调节功能。过分注重养生的人往往体质虚弱，生病后精心治疗的人也反而可能更难痊愈。吃了不洁的食物呕吐，是身体自我保护的一种表现。见到碗里掉进一只苍蝇就呕吐，那是心理在作祟，破坏了身体的生理平衡。因此，生理性呕吐后身体会变得畅快，而心理性呕吐后身体仍会不舒服，并会使身体变得迟钝。更具体地说，生理性呕吐之前，第六胸椎右侧是僵硬的，呕吐后即得到松弛；而心理性呕吐后，第六胸椎右侧反而会变得僵硬，颈和肩也会出现相应的变化。

大家也许以为心理性因素造成的疾病对身体并没有太大的影响，其实，只要留心观察身体的变化，就会发现它对身体的影响更严重。当然，一心企盼发病期尽快结束固然会有不良影响，但为尽快结束发病期而所作的各种努力更会适得其反。不仅是疾病，在演出、练字和考试上也同样，加倍的努力反而可能招致不良的后果。急于治病的心情会扰乱身体节奏，强行治疗更会扰乱病程。尽快止疼，无异于解除了身体的警报器，疼痛也许止住了，但身体出现其他更为严重的症状也不足为奇。只有从整体上把握偏向性疲劳的自然调整过程，再进行相应的调理才是上策。

在感冒发病期，与其花时间寻找灵丹妙药，还不如注意观察感冒症状与脊椎的变化，确认偏向性疲劳调整的关键点和整体过程。例如，第五胸椎棘突出现敏感痛则表示进入感冒发病期，而第五、六颈椎间的间隙变小则会出现喉部疼痛，发热退烧后还会再发热一次。如果第十胸椎出现压痛，则发病期会拖长，而且发病期结束后，咳嗽还会持续一段时间；如果没有压痛，则发热退烧过程反复一次后，发病期就会结束。如果第三、四胸椎间的间隙变小，则只需发热退烧一次，发病期即会结束；而第三、四颈椎出现敏感痛时，发病期结束后，鼻腔的感冒症状还会持续

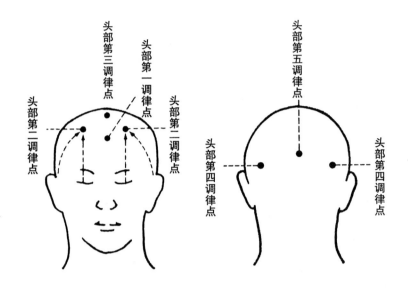

头部调律点

一段时间。头部第二调律点①没有松弛时，发病期会很快结束；如果处于松弛状态，则可进行愉气，很快就会出汗。感冒发病期出现畏寒症状时，只需对第八、九胸椎进行愉气，即可缓解症状。对第五胸椎进行愉气，可促进发汗。身体发汗之后，发病期即可迅速结束。不过，排汗过多，第九胸椎活动性可能变差。

---

① 调律点：指整体法中对身心影响巨大的关键部位，刺激这些部位可激发身体的内在力量，促进疾病或伤势的痊愈。头部共有 5 处调律点，其中，第二调律点位于经过眼睛中心点向上的直线分别与两耳连线在头上的交汇处。

能量的发散需求

目前常见的感冒除了以上的脊椎变化类型和相关症状外，还有另外一种情形，即头皮松弛，第五、十胸椎活动性变差，第一腰椎向外突出。与"疑似霍乱""疑似癌症"一样，这也是心理因素引起的，可以称作"疑似感冒"。起因可能是与其他感冒患者接触了，所以被"传染"了。其实，每个人或多或少都存在这样的心理，所以并不能将其完全看做疑似感冒。

在这些心理因素的背后，是过剩能量的发散需求。一般而言，体内过剩的能量容易自然转化为性需求，当然也可能转化为其他形式，比如情感升华或大脑升华。情感升华是指一个人变得过度情绪化，看到别人摔倒了也会大笑不止，或是看到繁花散尽而伤感落泪。而大脑升华则是不断陷入空想和妄想之中，思维十分活跃，却没有任何行动，或行动永远跟不上思想。此外，过剩的能量还可能转化为行动升华，表现为行为过度或过分唠叨。体内过剩的能量也可能成为感冒的心理性诱因，出现疑似感冒之类的，这也是过剩能量的一种发散需求吧。

　　仔细观察身体变化就可以发现，在脊椎两侧会出现两条明显僵硬的直线，有时自上而下，有时则自下而上。自下而上的直线即是过剩能量升华的表现。直线从第三腰椎延至第八胸椎，表明性欲转化为食欲；至第六胸椎，表明出现情感升华；至第四胸椎，表明出现心悸亢进；至第三胸椎，表明出现呼吸系统异常；至颈椎，则表明是大脑升华，具体表现为妄想、偏执。观察脊椎两侧出现的直线，就可大致了解过剩能量的转化方向。如果从头部第二调律点或第三调律点①向下直至第三胸椎出现直线，则表明出现心理压抑型感冒，这是愤怒、不满和行动受到压抑导致的。

　　不管原因如何，心理性感冒都是身体调节能量平衡的一种现象，而不应被视为一种疾病。感冒之后，密切观察脊椎变化才是上策。

　　① 第三调律点：位于额骨与顶骨形成的冠状缝正中处。

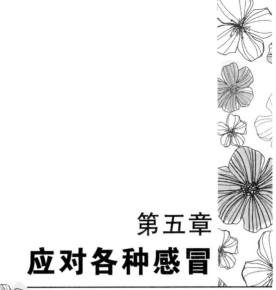

第五章
应对各种感冒

⊙ 运动系统的感冒

　　手、脚或腰部感到疼痛、僵硬，或出现肌肉酸痛类似风湿病的症状时，大致可以断定是运动系统的感冒。当然，风湿病也是感冒的一种，可以看做从喉部开始的感冒，即泌尿系统感冒的变体。虽然运动系统的感冒与风湿病的症状有相似之处，但是前者发病期结束后心脏不会出现任何变化。运动系统的感冒是对运动系统过度疲劳的一种调节，发汗之后发病期便告结束。对于运动系统的感冒，可以进行腿浴，多喝热水或热汤，吃萝卜茸或生姜汁等刺激性食物，并尽可能多出汗，及时擦干身体。

排汗之后不及时擦干身体，吹了凉风就容易引起运动系统的感冒。秋季日间气温较高，但秋风凉意较重，很多人都容易患这种类型的感冒。六类前后型、四类左右型体癖的人患这种感冒之后，容易引发肺炎，需引起重视。对这种类型的感冒，既不可掉以轻心，也不用过分担忧，顺其自然等待发病期结束即可。过分谨慎小心发病期反而会拖长，缓解肌肉的紧张则有利于顺利度过发病期。

⊙ 消化系统的感冒

以往，曾一度爆发消化系统的感冒，但三、四类左右型体癖的人几乎与其无缘。患上此类感冒的人身体重心大多偏向左侧或右侧，但并不是体质性的。消化系统感冒发病期结束的标志是腹泻，一旦出现腹泻，就大可放心了。不过，有些神经过敏的人见到又是感冒又是腹泻的，常常会一时慌了神，以至腹泻持续下去。其实，只要第四腰椎没有出现异常，那么腹泻就不是生理性的，而应视为排除身体污秽的表现，不必惊慌失措。当然，无论是何种腹泻，第二腰椎都会出现异常。

对付这种感冒，方法很简单，就是在睡觉时双腿交叉即可。有些妈妈过分关注孩子的睡姿，总是予以纠正，这样的孩子反而容易反复患消化系统的感冒。感冒时，过分限制孩子的饮食，也会使发病期拖长，最终受苦的还是孩子。

⊙ 呼吸系统的感冒

呼吸系统的感冒一般都伴有第七颈椎、第一或第三胸椎异常，出现气管遗留症状，咳嗽迟迟不见好转。一方面是咳嗽不止，另一方面感冒症状却既不见加重，也不见好转，浑身总是无精打采的。这种类型的感冒很少发高烧，发汗之后也不见好转。

对于呼吸系统的感冒，可以先按压第一胸椎并做脊椎扭转运动使后脑部头皮收紧，然后再按压第一腰椎，发病期即可轻易结束。因为伴有第一腰椎异常，很多人还会感到腰痛，这时，按压手腕即可消除疼痛。

一类上下型、五类前后型体癖的人很少患这种感冒。第四颈椎或第三胸椎异常的人患这种感冒之后，发病期往往会拖长。这时，可对头部第五调律点①进行愉气，即可顺利度过发病期。

⊙ 泌尿系统的感冒

泌尿系统的感冒从喉部开始，继而经耳鼻以至泌尿系统，还伴有浑身乏力、肩膀僵硬、耳鸣、排尿变化、便秘以及头脑昏沉等症状。同时，第二、三腰椎出现扭转，其中之一两指外侧处②会出现硬结③。此外，还常常出现神经痛，以及颈部、背部的肌肉紧张。按压相应椎骨两指外侧处，相关症状即可立即消失。肌肉紧张主要与第一、四颈椎和第三、四、六胸椎有关。

不过，直接按压第二、三腰椎，纠正扭转，效果会更好，相关的感冒症状也会很快消退。也许，这种感冒正是七、八类扭转型体癖以外的人脊椎发生扭转后，身体进行自我调节的一种表现。患有这种感冒时，还常常伴有足踝

---

① 头部第五调律点：位于顶骨与枕骨形成的人字缝正中处。
② 两指外侧：一指外侧、两指外侧、三指外侧分别指从脊椎棘突处向外一指、两指和三指的部位。
③ 硬结：指调律点处出现的米粒大小的硬块。

的异常。

对付这种感冒，发热前进行足浴，发热时热敷后脑部都十分有效，就寝前双腿交叉、抬臀二三次效果更佳。

⊙ 春季的感冒

说到 4 月，大多数人脑海中浮现的是烂漫的樱花吧。不过，我首先想到的则是扭转型感冒和左右型腹泻。

非扭转型体癖的人，脊椎出现暂时性扭转后，会出现喉部疼痛和发热的症状。这时，第十胸椎向扭转困难一侧扭转数次，发病期就会在一夜之间结束。而扭转型体癖的人不会患这种感冒。非扭转型体癖的人吹了凉风之后常常患这类感冒，这是怎么回事儿呢。

患左右型腹泻时，非左右型体癖的人会突然腹泻，既不感到腹痛，也没有其他异常。而左右型体癖的人则会感到腹痛，出现便秘。对这两种情况都可以采取同样的处理方法，即可达到前者止泻、后者通便的效果。有趣的是，尽管两者症状不同，但他们食指和头部第三调律点（冠状缝正中处）都会出现小硬结，只要分别对这两个部位进行

愉气，并练习三类左右型体操，症状都会消失。一些身体
出现类似风湿病疼痛的人，患了左右型腹泻后，疼痛也会
消失。看来，春季的扭转型感冒和左右型腹泻正是对身体
进行的"大扫除"啊。

⊙ 梅雨季节的感冒

梅雨季节空气潮湿。有一年 6 月，我的三台扬声器和两
台录音机皆因空气潮湿而相继"罢工"。机器没有如人体般
的自我调节机能，不能免受湿气的侵害，也是无可奈何之
事，这只能归咎于主人保管不当。

与机器不同，人的身体具有自我调节机能。遗憾的是，
不少人却没能善加利用，相应地活动身体，以至于因湿气
而生病。他们认为，湿气不可不防，其实这种想法是错误
的，被动消极地抵御，只会使身体自我调节机能下降。身
体在潮湿的天气里出现异常，原因在于身体主人的怠惰，
而不是湿气。

梅雨季节，最容易受到潮湿天气影响的是泌尿系统和
呼吸系统。在湿度特别高的天气里，健康人也会感到闷热

难当、胸闷气短。遇到闷热的天气，可以积极活动身体。胸闷气短、倦怠乏力时，多做几次深呼吸有助于消除不适感；鼓起勇气迈开大步走上五六步，也可赶走倦怠感。倦怠乏力、胸闷气短都是由坐骨神经周围肌肉的僵硬引起的，大步走可以拉伸这些肌肉，因而效果十分明显。

从体癖的角度来看，八类扭转型和六类前后型的人特别容易受到潮湿天气的影响。特别是八类扭转型的人，即便大步走、深呼吸也难以驱散全身的沉重乏力感。这时，身体可以向着习惯性扭转一侧用力扭转，然后屏气，在呼气的瞬间身体复原，练习二三次，乏力感就会消失。

六类前后型的人则可做扩胸运动，活动第三、四胸椎所在的肩胛骨之间的部位，身体就会感到轻松不少。不过，这些练习却难以改善因潮湿天气而生的低落情绪，但进行活元运动的诱导练习则非常有效。

大家都知道，铁受潮后会生锈。在人体的组织成分当中，也存在像铁一样的物质吧？在潮湿的季节里，一定要多活动身体，防止身体"生锈"。

在潮湿的天气里，身体的活元运动不容易出现，不过，一旦出现，则幅度会相当大。每年，在某个时期，我总能感觉到体内运动十分活跃，其后浑身会爽快无比。这才是真正的整体呀，我不由得由衷地感叹。无疑，那种运动便是活元运动了。仔细想来，这种情形往往出现在 6 月。

梅雨季节的感冒，属于排汗受阻引起的扭转型感冒。与春季时不同，多是扭转型体癖的人患这种感冒。排汗受阻多因吹风所致，尤其是从各种缝隙吹进来的风。天气寒冷时，人们都会注意防寒保暖，可到了梅雨季节却容易疏忽。家中有扭转型体癖的孩子，可以提前为他们挂上蚊帐。目的不是防蚊，而是防止吹风以及在黎明时因气温低而受凉。在梅雨季节，孩子睡觉时特别需要防止受凉，而其他时间则可以正常学习和运动，无需特别警惕。

⊙ 夏季的感冒

进入 7 月以后，人体会大量排汗，也许该考虑怎样应对排汗问题了。不过，在炎热的夏季，排汗并不需要特别警惕。排汗后，体内的疲劳也会消失，因而在夏季，人们的精力都特别旺盛。

9 月末，还时常因为天热排汗，不过，这也是秋风渐起、凉意渐浓的时节，需特别注意排汗问题，尤其应警惕排汗受阻。排汗受阻，皮肤会变得迟钝，肌肉也会变得僵硬。排汗受阻还会造成其他各种异常，包括夏季的感冒、身体沉重乏力等。在炎热的夏季，偶尔吹风受寒并不可怕，其后只要顺利发汗就可恢复。不过，令人担心的是，随着室内空调的普及，人们越来越依赖空调，原本秋初多发的感冒也从 7 月份开始就逐渐增多。

后背不可长时间吹冷风，洗澡后也不可吹电风扇，容易出汗的婴儿睡觉时尤其不可吹穿堂风，更不可睡在空调的风口下方。人体尤其不可对着空调吹，还要注意及时擦汗。在身体状况良好时，当然无需特别警惕，正面对着吹风也没有关系，但是后背吹风时一定要注意将汗擦干，幼儿和年过六旬的老人尤其值得注意。

夏季的急性病大多与排汗受阻有关。发病时，用热毛巾对后脑部热敷 40 分钟，全身就会大量出汗，症状也随之消失。排汗受阻容易引起腹泻、感冒、神经痛等。夏季的腹泻和胃部不适，并不全都是食物不洁引起的。此外，脚气病和心悸亢进等症状也与排汗受阻有关。

冬天睡觉时可以开着窗户，但夏天却不行。白天可以吹凉风，睡觉之后则不可对着吹。夏季养生保健有两个重点，一是不要在睡觉时直接吹风，二是要多活动、多出汗。呼吸系统和泌尿系统功能较弱的六类前后型体癖的人尤其需要注意。此外，八类扭转型体癖的人在洗澡之后吹电风扇，容易引发脑出血。排汗受阻时，进行活元运动的诱导练习是最好的方法，所有不适症状都会自然消失。

每年夏天，到了早晚温差较大的时候，很多人都会出现夏季感冒、神经痛、类似风湿病的肌肉痛、双腿乏力、眼痛、腹痛、腰痛、胸痛、头痛、恶心等症状。出现这些症状时，可在早晨起床后用热水浸泡腿部6分钟，然后擦干，各种症状便会消失。在冷气很足的空调房间待久了，也会出现同样的症状，它们都是由双腿受凉引起的。出现这些症状时，足底第三、四跖骨间的间隙会变小，按压时会出现敏感痛。可先按压这个部位，再进行腿浴，效果更佳。过了秋分，出现上述症状的患者就会急剧减少，大概是因为天气变凉，睡觉时双腿不再蹬到被子外面的缘故吧。

⊙ 秋季养生法

夏天出汗有助于排出体内多余的盐分，从而大幅度减轻泌尿系统的排泄负担。此后，随着气温降低，排汗量逐渐减少，到了仲秋时节，人体的排汗对降低体内盐分、减轻泌尿系统负担的作用明显减弱。此时，泌尿系统负担加重，血液中的盐分增高，因而容易出现血管硬化、血压升高以及排尿异常等症状。即使没有上述症状，一般人也容易出现头重、肩部僵硬等不适感，与秋高气爽的季节了不相符。

也许有人会说，既然如此，为何不用泡澡的方法来促进排汗呢？其实第五、十胸椎扭转是引起上述症状的主要原因，如果趁此机会进行纠正，身体也就能够适应秋天的变化了。

练习脊椎扭转运动，可以刺激和收紧后脑部头皮，纠正第五胸椎的扭转；做高尔夫的无球挥杆练习，则可纠正第十胸椎的扭转。做有球练习时，如果姿势不正确，反而会加剧第十胸椎扭转，所以并不值得推荐。

等到秋意渐浓、空气变得干燥以后，排汗就会随之增加，以上不适症状也会自然消失。以上应对方法主要适用于 9 至 11 月初。

⊙ 冬季的感冒

冬季来临，开始使用取暖器后，室内空气会变得更加干燥，有些人还特地在房间里挂上湿衣物等。其实，此时不仅空气干燥，人的身体也会缺水。普通物品失去水分后变得干燥，可立即从外观上看出来。不过，人体具有自我调节功能，会自动调节全身的水分，以防止人体缺水。而且，人体缺水时分泌功能会增强，干燥空气的必经之路——鼻腔黏膜处的分泌也增加，以至出现流鼻涕的现象。不少人误以为这是感冒的症状，也因为有了此种心理而真正患上感冒的人也不少。其实，流鼻涕并不是感冒的症状，而是身体为了对抗干燥天气进行自我调节的一种表现。

发觉身体缺水时，应该注意多饮水。不过，单是"咕咚咕咚"地大口喝水，身体并不容易吸收，更多的是经过肠胃之后立刻就被排出体外。正确的喝水方法是先将一口水含在口中，片刻之后吐掉，然后再啜饮。感冒之后，也可以用同样的方法喝水。

为防止空气过于干燥，有的人在取暖器上放上一盆水，让水慢慢蒸发。湿度上升会减少体表热量的散发，室温稍稍升高一点儿，人体就会感到很暖和，这样做确实挺经济，不过却阻碍了体内水分的散发，容易使身体变得松弛，因而并不利于身体健康。从梅雨季节过来的人，应该对这一点儿深有体会。当空气湿度超过 65% 时，就需引起注意。湿度在 60% 左右时，人体感觉最为舒适。空气湿度宁低勿高，气候干燥时，适当补充水分才是增进健康的良方。

⊙ 腿脚发凉

　　天气变冷，不少人会感到腿脚或腰部发凉，也有人虽然腿脚感觉正常，却出现肠道异常、肩部僵硬、牙疼、头重、颈重、腰疼、胃疼、情绪低落等症状，其实这些都是腿脚受凉所致。而腹泻、便秘和痔疮等症状，因腿脚受凉而致的也不在少数。不少人误以为这些都是感冒症状。此时，用热水浸泡双足或双腿，即可缓解以上症状，这也可以说明它们都与腿脚受凉有关。按压双膝下方外侧感到疼痛时，可进行腿浴；按压足底感到疼痛时，可进行足浴。

　　腿浴的方法如下。

（1）首先喝一小杯水。

（2）用热水（42℃~45℃）浸泡双腿，水温比感觉舒适时的泡澡水温度高2℃，水位高于双膝，泡6分钟。中途及时添加热水，以保持水温。也可使用较深的容器，一边加热，一边浸泡。

（3）用干毛巾擦干双腿，皮肤发红程度较轻的一侧再泡2分钟。

（4）仔细擦干双腿，就寝。

足浴的方法如下。

（1）首先喝一小杯水。

（2）用热水浸泡双足，水温比泡澡水温度高2.5℃~3℃，水位高于脚踝，泡6分钟。中途及时添加热水，以保持水温。

（3）用干毛巾擦干双足，皮肤发红程度较轻的一侧再泡2分钟。

（4）仔细擦干双足，就寝。

腿浴和足浴都应该在就寝前进行。如在浸泡过程中身体出汗，则需用干毛巾及时擦干。

⊙ 水分补充法

仲秋之后，多喝热汤可改善身体平衡。在季节转换之际，这种方法尤其有效。

随着天气变冷，身体也容易变得僵硬，身体的自我调节功能也下降。这时，多摄取水分，尤其是喝热汤热水，可有效改善身体平衡。水分占人体的70以上，在季节转换之际，适当补充水分是十分必要的。

那么，如何判断身体缺水呢？空气干燥时，晾晒的衣服容易变干。同理，当体内水分不足时，嘴唇也会出现干裂的现象。同时，足心还会发热，这就是俗称的"上火"。通过以上两点，通常就可判断身体缺水了。当然，因过量饮食而导致身体水分不足时，嘴唇也会同样变得干裂。其实，身体缺水时，皮肤会最先变得干燥，尤其是脖子部位。近来，人们使用各种化妆品，皮肤看起来比较滋润，一般难以察觉。不过，双手仍然会泄漏皮肤的"秘密"。等到嘴唇干裂时，人们才会发觉身体缺水了。

到了11月中旬，很多人嘴唇都会干裂。每当看到这样的情形，我便在心里默想，"啊，冬天已经来了"！随着气温逐渐下降，人们开始使用地炉、取暖器等取暖设备，因而嘴唇干裂的情形也更加严重。最糟糕的时候，甚至出现嘴角糜烂，就是人们俗称的"乌鸦嘴"。这是由泌尿系统异常引起的，口腔周围的变化与泌尿系统状态密切相关。虽然也与饮食过度有关，但主要原因还是体内水分不足。

猩红热的患者全身其他部位都发疹子，唯独嘴唇周围发白。猩红热还会引起泌尿系统异常并使之变得更加迟钝。由此可见，泌尿系统与嘴唇关系十分密切。身体缺水时，首先表现为嘴唇干裂，接着尿量越来越小。一般以为排尿次数增多是由体内水分过多引起的，其实不然。体内水分越少，越容易催生尿意，但尿量却小。也就是体内存不住尿，有了一点儿就得排出去。随后，尿液颜色变深。正常的尿液是淡黄色的，体内缺水时，尿液颜色会变深，甚至发红。

通常，吃多了会感到胃胀，经常饱食过度，还会导致泌尿系统异常和尿液颜色变深。尿液颜色变深发红，正是过度饮食、肾脏负担过重的表现。

而痰液黏稠、咳不尽，则是泌尿系统感冒的症状之一。

此外，还可能出现咳嗽、呕吐，以及类似百日咳、哮喘等症状，这些都是由体内缺水引起的。只有充分补充水分，上述症状才会完全缓解。

有个人感冒之后，痰咳不出来，每天睡觉时都十分痛苦。于是就仰卧，却又出现咳嗽。其实，仰卧时咳嗽是由气管异常、第一胸椎异常引起的。既咳嗽，痰又堵在气管里，呼吸不畅，当然无法入睡了。于是垫了好几个枕头，还是睡不着，最后是趴在被子上睡着了。他本人根本没有想到，这都是缺水惹的祸。我建议他"多喝一些温热的汤汁"。他听了我的建议，小口饮用了一些饮料，顿时感到舒服多了，晚上也睡得着觉了。

当痰液变得黏稠时，身体的缺水程度就已经相当严重了。这时，只要适当补充水分，相关症状就会立刻得到缓解。如果只是排尿频繁或嘴唇干裂，喝水并不会带来明显的变化。

痰液黏稠时，如果再不补充水分，还会出现流鼻涕、唾液增多、胃酸增多的情形。更严重时，身体还会出现浮肿。浮肿表明身体已经严重缺水了，会极大地损害身体机能。痰液变得黏稠后，如果还不能得到水分补给，身体就会更加吝惜水分，以至痰都变得干结，并进而出现浮肿。出现浮肿时，抬高双腿并不能解决问题，而且浮肿会向全身蔓延，脸甚至会一下子变"胖"。有些人感冒之后脸会变肿，这也是因为体内缺水的缘故。到身体出现浮肿后，再补充水分，则所有这些症状都会很快好转。缺水症状越严重，补充水分的效果才越明显。也许在嘴唇干裂时先不着急，等到身体出现浮肿之后，再让喝水……看来，只有等咳嗽、浮肿，身体深受缺水之苦之后，再让补充水分，一个人才能学会自觉地补充水分吧，这也许不失为一种好的教育方法。

睡眠时间长，身体也容易缺水。出汗过多的人，缺水也更严重。身体缺水，对刺激也更为敏感，时常出现神经痛、牙痛等。

因此，可以等对方感到疼痛难忍时，再教他多喝水，以后就会十分自觉地补充水分了。意识到体内缺水并自觉进行补充，从生命的角度来说，比暂时的止疼更重要。受不了对方疼痛的样子，而轻易告知"喝水就不痛了"的做法，并不是好的教育方法。

止痛并不是一件难事，让患者痛上十天半个月看似不近情理，其实都是为患者着想，是不得已而为之。

但是，明明治好疼痛易如反掌，却要狠下心来袖手旁观，做起来也并不容易。不为同情心所动，既是对患者的爱护，也是一个合格的整体指导老师必须具备的素质。因此，自己意识到水分不足了，一定要及时补充，而其他人出现缺水症状、并深受其苦时，可不要急于出手，等一等再告诉，于他会更有益。

身体缺水时，眼泪分泌增多，鼻涕增多，脸上缺少光泽，从外表上一眼就能看出来：哎呀，那个人缺水了吧；过不了多久，他就会喊这儿疼，那儿疼的了；接着，排尿越来越频繁，尿液的颜色也越来越深。等到排尿次数过多时，再劝他多喝水，从此后他也会自觉地补充水分了。

仲秋时节，怎么补充水分都不会过度，而且立即就能产生效果。当然，也没必要一定是凉水，喝热汤或热水可更有效地改善体内的缺水状态。

等到天气再冷一些，开始使用取暖器了，室内的空气会变得干燥，就可以改喝一些凉水。大约到仲冬的 1 月份左右，所有取暖设备都用上了，就可以只喝凉水了。

⊙ 愉气法

在前面的讲座中，曾多次提到"愉气"这个词，我想大家对它应该不会感到陌生。不过，直到现在，还常常有人问起"愉气到底是什么"，那就借此机会稍作说明吧。

所谓愉气法，简而言之，就是将自己的气集中注入对方身体的方法。当人的意念集于一点时，会产生各种奇妙的现象。和煦的阳光经过透镜聚焦后，可以引燃物体，而人的意念集中，也可以形成某种能量。当然，愉气时不可掺杂仇恨、嫉妒等杂念，要让自己的心灵保持纯净，就像万里无云的碧空，即让自己保有天心。

所谓天心，就是指内心像一碧如洗的蓝天那样纯净澄澈，忘记所有利害得失、毁誉褒贬，不为私利和他利所动，保持本心的心态。愉气时，要抛开"治病""早日治好病痛"之类的念头，也不要抱着一定能治好的信念，否则，都可能妨碍愉气的效果。

以天心聚气，手只要靠近对方身体的某个部位，就能立刻感知是否存在异常，这就是愉气法的感觉。并不依赖于触觉，而是一种先验性的直觉。因此，只要保持天心，伸出手，就可感知对方身体是否有异常。而天心丧失，以贪婪和虚伪之心出手，则是什么也感觉不到。

此外，愉气的目的不是为了止痛、止痒或者退热，而是为维持身体的正常机能。感冒、受伤出血、化脓、发热，这些都不是疾病，而是身体自我调节的表现。有人害怕发热、咳嗽，身体一有风吹草动，就担心忧虑，其实，这种心态才是真正的"疾病"。

不过，有趣的是，即使在这种心态下接受愉气调理，也仍然有效果。例如，在担忧时接受愉气，效果虽然显现缓慢，但还是有效的。在心慌意乱时接受愉气，也仍然有效果，而且，心情也会随之恢复平静。愉气法真是很有趣啊。

身体出现异常时，正好借此纠正对疾病的错误认识，感悟健康的真谛。愉气的真正目的不是"治病"，而是激发人体机能，让人学会正确的身体运动方式。

理解身体或生命的自然原理，保持天心，然后伸出手给对方送气，就足以激发内在的力量。生病、自愈，本是人体的自然机能。人的生命在新陈代谢的过程中，当然

"有破有立"了。不能只将"立"视为正常的机能，而惧怕"破"。一门心思只想治愈疾病的人，也未免太神经质了吧。与其殚精竭虑，严防死守，还不如充分发挥身体的内在力量，效果无疑更好。

有了正确的心态，只需将手按上对方身体，吸气、聚气，然后屏气、送气，就这么简单。如果对方有感应，也可以隔着衣物或被褥进行，在对方呼气时按上手掌即可。应注意对方的呼吸，否则容易使之感到紧张。例如在对方吸气时手掌按上去，对方就容易产生反抗，身体变得紧张和僵硬，导致偏向性疲劳，愉气也很难收到效果。愉气的首要目的是使身体松弛，调整偏向性疲劳，如果对方身体反而因此变得僵硬、紧张，产生新的偏向性疲劳，那就会事倍功半了。同时，愉气时应注意自己的呼吸需比对方缓慢悠长。

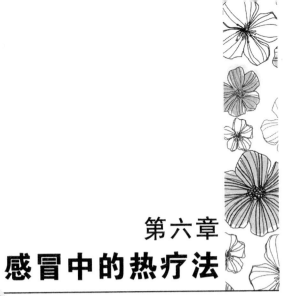

第六章
感冒中的热疗法

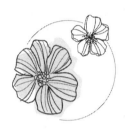

⊙ 热敷颈部左侧

下面，想和大家谈谈关于热疗的话题。

整体指导包括两方面的内容：一是用整体操法为患者进行调理，二是指导患者进行自我调理，两者双管齐下，才是真正意义上的整体指导。

只有当患者自觉学习、实践整体法时，整体指导老师的指导才算成功了。我本人亲自教授自我调理的方法，每天打来咨询的电话更是响个不停，让人无可奈何。不过，这也说明我的整体指导有效果，否则恐怕该是门庭冷落、无人问津了吧。因此，作为整体指导老师，不仅要自己学会整体操法，还要注重向患者传授自我调理的方法。

　　秋季来临，不少人身体会出现各种变化，这是受凉引起的。对于相同的温度，初春和初秋的感觉相差很大。例如，同样是 16℃ 的气温，初春时节我们还离不开取暖器，到了初秋，取暖器却还没有派上用场。当气温下降到 16℃ 左右时，身体原本应该感到寒凉，不过，秋天之前是炎热的夏季，人体对酷暑的记忆尚未消退，因而不易觉察到凉意。由于疏忽大意，我们的身体更容易受到寒气侵袭，出现各种异常。

　　入秋之初是身体最易受凉的季节，等到天气再冷一些，反而不容易受凉了。

　　在人体各个部位当中，颈部受凉最容易引起身体异常。一天，一位 83 岁的老太太打来电话，说自己感到腰痛、呼吸不畅、浑身酸疼等。另有一位不到 18 岁的姑娘也说突然出现了神经痛，还有一位小男孩也突然哮喘发作。我建议他们用毛巾热敷颈部左侧的胸锁乳突肌 4 至 8 分钟，结果各自的症状就很快消退了。入秋之初，这些症状都是颈部受凉的表现。出现贫血、眩晕或情绪不稳而卧病在床的老人也不在少数。一些老人对这些症状已经相当熟悉了，身体稍感异样，便立即用毛巾热敷颈部左侧。而在乍暖还寒的初春时节，却完全没有类似症状。

前面那位老太太是因为开着取暖器睡觉而受凉的。半夜火熄了，屋里都是窗外吹进来的凉风，当然容易受凉了。有人喜欢开着取暖器睡觉，被子没有盖严实，到了清晨五六点钟也会受凉。身体受凉，就会出现各种各样的症状，如胃酸分泌过多、身体浮肿，尤其是脚浮肿，严重时甚至出现排尿困难。此外，还可能出现胸背疼痛，脖子转动困难等症状。大家都容易被各种症状所迷惑，并尝试用各种整体操法进行调理，这些都是错误的。如果是颈部受凉所致，则只需热敷4至8分钟，以上症状就会统统消失，这也是判断是否是颈部受凉的一个重要方法。如果热敷没有任何效果，则说明是其他原因所致。一些患者打电话向我咨询之后再热敷，大多效果良好，而自行热敷却收效甚微，这也是心理作用的缘故吧。不过，大家都会拥有足够经验和自信的。总之，在这个季节，身体出现什么敏感性变化，都可考虑是否是颈部受凉所致，并进行热敷。如果无效，再考虑其他原因，这无疑是一个非常稳妥的办法。有了切身体验之后，大都会做到"手到病除"的。只学习方法，而不亲身实践体会，是永远学不会的。身体受凉了，出现如许症状，那就抓住源头，彻底根治。既然寒气进入了身体，就必须想办法将其清除。发热、退烧，反反复复，出现类似感冒的症状时，也只热敷颈部左侧就可以了。

身体受凉时，仅仅热敷颈部左侧，只能使目前的症状消退，而热敷上颈部（第二颈椎两侧）8 分钟左右，则效果更加持久。入秋以来，我已经指导许多人热敷上颈部了。方法与热敷后脑部时相同，都是用毛巾热敷 40 分钟左右。等到入冬以后，再改为热敷后脑部。

11 月中旬以后，就可以同时热敷颈部左侧和上颈部了。这时，大家的身体也变为冬季型的了，即身体的敏感度降低。热敷颈部左侧，效果也不如 10 月份那样立竿见影，需经过一段时间之后才能显现。而在此期间，热敷后的颈部左侧也可能再次变凉，所以可以趁热打铁，再热敷上颈部，以加强效果。

持续热敷一个部位，不如间隔一会儿再热敷，效果会更好。也许是身体对刚刚进行的热敷有了记忆，再次热敷后效果就会立刻显现出来。进入冬季以后，人体的感觉不如夏季敏感，泡澡后双腿的皮肤也不容易变红。在泡澡前后进行腿浴，双腿的皮肤就可很快变红，而且还能防止泡澡后受凉感冒。不过，在腿浴和泡澡之间要有一定的时间间隔。如果发现自己泡澡之后双腿或双脚还没有完全变红，则可以站在浴缸里的热水中，将上身擦拭干净之后再出来，最后将双腿和双脚擦干。如果仍然没有变红，可以再进行腿浴，这就等于采用多重措施以确保双腿变红。

身体严重受凉的人，特别是吹风受凉、下雨时鞋袜濡湿或赤脚站在冰冷的石头上而受凉的人，如果脚背也变凉，则表明身体内部也受凉了。这时，即便用热水泡澡，身体也难以暖和起来。要泡上 20 多分钟，双腿才会慢慢变红。如果在泡澡前先进行腿浴，间隔几分钟之后再泡澡，则只需 5 分钟双腿就会完全变红，效果大不一样。

无论是夏季还是冬季，泡澡后都要保证双腿同样变红。泡澡的水温和时间长短固然重要，但持续浸泡和间隔一段时间再泡效果却迥异。即使水温相对较低，泡两次后双腿也可能变红。总之，无论是腿浴、泡澡，还是对颈部左侧和上颈部进行热敷，都坚持间隔一定时间再做一次，效果会更加明显。

⊙ 热敷后脑部

以前，我向发热的人推荐热敷后脑部的方法，并要他们等到体温上升到 39℃时再进行。其实，所谓发热，都是相对于一个人的正常体温而言的。例如，一位患者平时正常体温只有 35.2℃，那天他说发烧了，一问体温，说早上是 37.8℃。对这个温度，我根本没有什么高烧的意识，所以压根儿没想到让他进行热敷。可是，对这位患者来说，37.8℃就相当于一般人的 39℃了。总之，先了解患者平时的正常体温是非常重要的。如果发热了，就热敷后脑部 40 分钟。如果发热还没达到最高温度，热敷后脑部后，体温会一度升高，然后再下降；反之，体温则会直接下降。正如我之前曾经反复强调的那样，生命体不同于那些没有生命的物质，直接冷却的方法并不能有效降低体温。刚开始，很多人并不相信热敷可以降温。后来，有人试着用了热敷的方法，体温很快降了下来，于是越来越多的人开始效仿，也切身体会到热敷的效果远远胜于冷敷。现在完全不用我苦口婆心地劝说了，只需告诉他们"发热以后热敷，时间是 40 分钟"。

　　将毛巾用热水浸透，然后拧干，叠成小块，敷在后脑部。有的人用热毛巾将整个后脑部都盖住，其实，热敷面积太大反而没有效果。还有人为了保温，将毛巾放在塑料袋里，这样做也没有效果。只用一条毛巾，热水浸透后，拧干，热敷……反复进行，这样才有效果。也不用一个人专门拧好毛巾后递过来。自己拧干毛巾，热敷，再浸热水，拧干，再热敷……这样做效果最好。也不要将热水袋当枕头用，否则头皮会松弛。只有集中热敷后脑部，松弛的头皮才能重新收紧。只要方法正确，每次热敷之后，头皮都会明显收紧。

　　实际感受到热敷后脑部的退烧效果后，人们也更乐意采用热敷上颈部的方法了。冷敷后脑部，发热后体温升降的幅度会越变越小，头皮也会变得松弛。后脑部是人体调节体温的中枢部位，冷敷会使其变得迟钝。所以，我主张用热敷的方法。当然，热敷之后别忘了用干毛巾擦干，如果再对该部位进行愉气，那是最好不过的了。以前，了解愉气法的人还不多，所以我向很多人推荐用毛巾热敷这个简便易行的方法。

⊙ 跟腱浴

除了足浴和腿浴，还可以用热水浸泡跟腱。

身体感到疲劳，尤其是用脑过度、额头发热、双颊变凉时，可以用热水浸泡跟腱。跟腱受凉变得僵硬时，也可用热水浸泡后再进行愉气。

将热水倒入较深的桶内，双脚悬空泡在里面并来回晃动，等跟腱受热、完全伸展之后，再按压第七胸椎并进行愉气，跟腱就可有效恢复功能。跟腱受凉收缩后，即使用力拉伸，效果也不会持久。但是，刚刚恢复的跟腱还比较脆弱，行走时需特别小心。

另外，顺便介绍一下可缓解大脑疲劳的肘浴。

长时间学习、写作后，大脑会感到疲劳，这时可以将前臂屈曲浸泡于热水中，水位高于肘部。长时间伏案写作，大脑会疲劳，握笔的手臂也会感到酸麻。这时，不妨休息片刻，用热水浸泡肘部，思维很快就会变得清晰，重新才思泉涌。据来讲习所接受整体指导的作家说，他用热水浸泡肘部后，写作进度大大提高。

⊙ 热敷鼻子

当体温缓慢上升时，可用热敷后脑部 40 分钟的方法退烧，十之七八的人都会有效果。遇到体温超过 40℃的高烧时，则可热敷鼻子 6 至 8 分钟，高烧可立即消退。记得报纸上曾介绍过一位阿根廷医生用灼烧鼻腔黏膜的方法治疗高烧，看来原理都是一样的呀。不过，我还从未试过灼烧鼻腔黏膜的方法，因为热敷鼻子完全可以达到同样的效果。

热敷鼻子效果出奇的好，不过，我并未在讲座中予以介绍，但还是禁不住把这方法教给了许多人。此外，后脑部遭到撞击之后，热敷鼻子大多会有鼻血流出。鼻血流出后，也不会有什么严重后果了。多年来我一直教授、使用热敷鼻子的方法，不过没有像热敷后脑部的方法那样普及。

⊙ 热敷尾骨

此外，还有热敷尾骨的方法。在前面介绍的方法当中，要么用毛巾热敷，要么直接用热水浸泡，而热敷尾骨的方法却不同——将盐在锅里炒热后，用宣纸包成小包，放在尾骨处热敷。热敷尾骨可以对脑部形成良好的刺激，有效缓解神经系统感冒的症状。一位患者使用此法后，癫痫治好了，为此还专门给我写了一封长长的感谢信。其实，不仅是癫痫，对于其他神经系统过敏症状，热敷尾骨的方法都可以取得意想不到的效果。

⊙ 热敷脐周

腹泻时，可以采用热敷腹部的方法，也就是用刚刚焖熟的米饭热敷肚脐周围。热毛巾或其他东西容易变冷，热度难以持久，而刚出锅的米饭就不会。当年日本流行霍乱时，一位汉方医就采用米饭热敷腹部的方法，据说救治的患者人数远远超过西医。

将盐炒热后敷在肚脐周围，可以促进胃肠功能，而用米饭热敷，则有镇静作用，甚至对严重的腹泻都有很好效果。

盐最好放在平底锅内，用火炒热。然后，用宣纸包起来，隔着衣服放在肚脐周围。为防止弄脏衣服，可以在盐包下面垫一层布。感觉温度过高时，取下盐包，等会儿再放上去，如此反复进行，以防烫伤。用米饭热敷时，方法也一样。

热疗有各种各样的效果，但是要掌握好时间和部位，进行整体指导时尤其要注意告知具体部位、方法和时间。喉部、耳部、喉部周围不适以及腮腺炎、淋巴管异常都可采用足浴。而伴有消化系统症状时，则可以用腿浴。当然，半身浴也可以，但只适用于症状较轻微时。足浴和腿浴的时间都是6分钟，擦拭后检查皮肤颜色，如果未变红，再浸泡2分钟，可双侧或单侧浸泡。

有个人好像曾被汽车撞过，出现髋关节错位，走起路来"嘎吱嘎吱"作响。他一直有癔症，饭量奇大。我告诉他，这是身体受凉引起的，只要热敷颈部左侧就可以了。颈部受凉容易使骨盆变得僵硬，出现癔症，或者大脑过分敏感，而且，还常伴有髋关节异常。热敷颈部左侧，这些症状即可消失。

⊙ 热疗法答疑

问：颈部一般热敷多长时间？

答：6 分钟。

问：泡澡后，可以继续用泡澡水进行足浴吗？

答：泡澡之后热水会变凉，可适当加入热水，使水温与泡澡前相当或略高。这时，水面以上的身体一定要用毛巾擦干，否则，随着水分的蒸发，身体会受凉，容易感冒。身体擦干之后再进行足浴，就不会感冒了。

问：热敷眼部时，需双眼同时热敷吗？

答：尽量不要同时热敷，双眼分别进行热敷，效果更好。分开进行，可以感受热敷前后的差异。两侧同时进行，只能感觉到疗效，却难以体会其变化的过程和细节。

问：眼部一般热敷多少时间？

答：8 分钟。

问：关于泡澡的方法，我曾经听我的奶奶说过，泡澡要直到脸上出汗为止。

答：泡澡前，先用热水洗脸，然后再泡。否则，容易引起脑供血不足。泡到脸上出汗时，会感到全身疲乏，泡到身体收紧时即可结束。

后　记

顺利度过感冒发病期，身体就会焕然一新，如营养过剩、情绪低落、慵懒、身体沉重乏力、僵硬、动作迟缓，以及高尔夫球技突然下降等情形，都会得到改善。

此外，还可利用感冒的自然调整作用，轻松纠正身体的偏向性疲劳倾向，特别足底前方承受的体重过大的二类上下型和扭转倾向过度明显的八类扭转型，还有足底体重分布变化不明显的十二类敏钝性，以及骨盆开闭特征明显的九、十类开闭型体癖的人，都可收到良好效果。

另一方面，也可根据一个人的体癖，预测他的感冒类型和发病期。不过，考虑到大多数会员并非整体的专业人士，所以我也就删繁就简，尽量介绍一些与日常生活密切相关的自我保健知识，希望有益于增进各位的健康。

野口晴哉

解读 领悟感冒的真谛

　　不久前，野口晴哉先生的著作——《脊柱养生秘诀》文库本付梓出版。我相信，通过此书，读者们已经对野口先生的整体学说和如何调理感冒有所了解。面对野口先生的感冒调理法与人们感冒常识之间的巨大差异，想来读者诸君不无震惊吧。而本书更是聚焦现代人普遍关心的感冒问题，从独特的视角揭示其发病机制、原理并详尽地介绍了相应的应对方法。

　　本书堪称关于感冒的经典之作，它以感冒为出发点，浅显、平易地介绍了各种健康知识，其中还不时穿插一些生动有趣的实例，以诉诸读者的潜意识。野口先生认为，知识一旦转化为潜意识，就一定能够在必要时发挥作用。相信大家在阅读本书之后，一定会将它奉为增进健康的"良师益友"，从此置之案头，不离不弃。

　　之前，在整体协会将此书作为内部刊物发行之际，我曾在《朝日新闻》上撰写书评予以介绍。其中，有如下一节：

> "与本书相遇，我开始彻底反思自己的健康观，我的人生观也从此改变：我开始更加积极地面对人生，相信美好未来。本书不仅揭示了感冒的本质，更是对现代人疾病观的一种救赎，我相信，阅读本书的读者，莫不受到心灵的巨大震撼吧。它颠覆了人们以往的感冒观念，以无可辩驳的正确性，让人心悦诚服，我相信，仅此一书，读者必将受益良多。"

40多年来，我一直遵循《脊柱养生秘诀》所倡导的生活方式，偶有感冒时，便按照自己对整体法的理解，进行相应的处置。我的感冒大多因颈部受凉所致，所以平时很注意颈部的保暖。不过，当身体过度疲劳时，也会出现感冒，首先是喉部开始疼痛，左足底的肌肉也会变得僵硬、疼痛。这时，我就知道感冒已经"找上门来"，必须"好好伺候着"。其实，方法非常简单，就是在就寝前用热水泡脚，然后好好地睡上一觉。发热也无需特意应对，更不用吃药，只需卧床静养。感冒之后，人体最需要的就是静养。